湖南省"十四五"教育科学研究重点培育基地湘南
（基本理论方向）（XJK22ZDJD58）

数智时代老年人健康
信息素养研究

李　潘　钟嘉鸣　孟令瑶　著

新华出版社

图书在版编目（CIP）数据

数智时代老年人健康信息素养研究 / 李潘，钟嘉鸣，

孟令瑶著. -- 北京 ： 新华出版社，2024. 10.

ISBN 978-7-5166-7741-4

Ⅰ．R199.2

中国国家版本馆CIP数据核字第2024H0Q093号

数智时代老年人健康信息素养研究

作　者：	李　潘　钟嘉鸣　孟令瑶		
责任编辑： 王依然		**封面设计：** 寒　露	
出版发行： 新华出版社			
地　址： 北京石景山区京原路8号		**邮　编：** 100040	
网　址： http://www.xinhuapub.com			
经　销： 新华书店、新华出版社天猫旗舰店、京东旗舰店及各大网店			
购书热线： 010-63077122		**中国新闻书店购书热线：** 010-63072012	
照　排： 寒　露			
印　刷： 定州启航印刷有限公司			
成品尺寸： 170mm×240mm			
印　张： 13		**字　数：** 180千字	
版　次： 2024年10月第一版		**印　次：** 2024年10月第一次印刷	
书　号： ISBN 978-7-5166-7741-4			
定　价： 88.00元			

前　言

随着老龄化程度的不断加剧，老年人的健康问题变得更加突出，对健康信息的需求量增大。虽然互联网给现代人带来了很大的便利，但老年人由于跟不上信息更新的速度，逐渐成了互联网时代的边缘群体，就像是被世界切断了联系的"数字难民"。老年人与数字技术的距离，使他们无法快速适应互联网就医的数字化生活的节奏。面对各类信息的涌入，为确保老年人能够有效地搜集、理解、分析、甄别和利用信息，提高健康信息素养水平显得尤为重要。了解社区老年人健康信息素养现状并研究提升老年人健康信息素养的途径已成为亟须解决的社会问题。

本书从理论研究入手，通过文献查阅和以往研究基础，深入挖掘老年人健康信息素养的内涵，明确其核心概念与关键要素，为本书的展开奠定了坚实的理论基础，能够全面了解老年人健康信息素养的多层次内涵。本书综合运用代际支持理论、社会认知理论、社会生态系统理论、电子健康素养交互模型、技术接受模型和信息素质理论等，从数字经济支持、数字技术支持与数字情感支持三个层面分析数字反哺与健康信息素养的作用机制。

遵循研究基础→初步探索→理论提炼→实证研究→机制构建的研究思路，将质化研究与量化研究结合起来，以理论为导向结合数据分析与深度访谈等方式，通过实地调查和定量研究，全面评估当前老年人的健康信息素养水平，深入分析存在的问题和差距，调查老年人数字反哺与健康信息素养的现状及作用机制，为提升策略提供实证支持。深入挖掘数字鸿沟在老年群体中的表现形式，分析其对健康信息素养水平的影响，从而为针对性的干预提供科学依据。通过对智慧养老的理论基础进行深入分析，旨在为实践中提升老年人健康信息素养提出创新且可行的策略。这涉及数字化工具的普及、培训方案的制订以及社会支持体系的构建。

本书重点关注社会支持、政策与法规在老年人健康信息素养提升中的作用。深入分析相关政策的制定与执行、社会支持体系的构建，以及政策、法规在保障老年人信息获取权益方面的效果，为社会政策提供优化建议。

本书对老年人健康信息素养的未来发展趋势进行了展望，为决策者、研究者和社会各界提供有益的建议。这包括对于政策改革、社会支持体系建设和数字化教育推广等方面的长期规划和发展方向的提出。并在此基础上提供数字媒体助推老龄化和智慧养老发展的规律总结和决策参考。

湖南省哲学社会科学基金一般项目（湘南老年人健康信息素养提升研究 23YBA231）。

目　录

第一章

数智时代与健康老龄化

第一节　数智时代的到来

数智时代是指在信息技术快速发展的背景下，人们能够利用大数据、人工智能、机器学习等技术来获取、分析和利用数据的时代。这个时代的背景包括互联网的普及、传感器技术的进步、计算能力的提升以及数据存储成本的下降。新兴数字技术，如云计算、移动互联网、大数据等正逐步渗透到社会各个领域，推动着数字化转型，引领全球迈向新一阶段的数字元年。以数字化、网络化、智能化为主要特征的新一轮科技革命与人口老龄化的发展和深化相互交织，且正以前所未有的力量改变着人们的生产生活方式，以及传统的社会结构和形态，共同推动着中国走向百年未有之大变局。

在数智时代，数据成了一种重要的资源，被广泛应用于各个领域，包括商业、医疗、教育等。人工智能和机器学习技术的发展使得数据的价值得以最大化，人们可以通过对数据的深度分析和挖掘来发现隐藏的模式、趋势等，从而做出更加准确的决策和预测。同时，数智时代带来了一系列新的挑战，如数据隐私和安全、算法偏见、数字鸿沟等。在这个时代，数字化能力和数据智能已经成为个人和组织成功的关键因素之一。

数智时代涉及数字化转型的潮流，越来越多的企业和组织意识到数据的重要性，开始加大对信息技术和数据分析能力的投资，旨在实现业务创新和提升竞争力。同时，社会各界开始关注数据伦理、数据治理以及数据开放等议题，以确保数据的合理使用和共享，促进社会的可持续发展和公平公正。在数智时代，数据不仅是一种资源，还是一种驱动力，推动着科技和社会不断进步。科技公司和创新型企业扮演着重要角色，它们通过不断地研发新技术、推出新产品和服务，引领着数智时代的发展潮流。同时，政府部门在持续加强数据政策和监管框架，以保障数据安全和隐私，促进数字经济健康发展。在这个背景下，人们逐渐认识到数据的力量，并开始积极应用数据技术解决现实生活中的问题，实现个人和社会的发展目标。

第二节　从人口老龄化到健康老龄化

一、人口老龄化

根据第七次人口普查数据，我国60岁以上的老年人口比上一次普查上升了5.44个百分点，已达2.64亿人，占总人口的18.70%。目前，中国已成为全球老年人口数量最多的国家，也是老龄化速度最快的国家之一。据国家卫生健康委员会统计显示，预计到2035年，我国60岁以上的老年人口将超过4亿，占总人口的30%，标志着我国步入重度老龄化阶段。这一数据表明，人口老龄化已成为我国长期面临的基本国情，其数量庞大、任务繁重不容忽视。老年人口的快速增长不仅仅是表面现象，还涉及国家经济、社会福利、家庭负担等更深层次的问题，与每个社会群体、家庭和个体息息相关。

二、健康老龄化

世界卫生组织从功能角度出发，提出健康老龄化是个体内在能力与外在环境相互作用而维持个体功能的发挥。要保持和促进老年人功能发挥，应从五个领域入手，即满足自身基本需求的能力，进行学习、成长和决策的能力，保持活动的能力，建立和保持各种社会关系的能力以及作出贡献的能力（图1-1）。外界环境的变化给老年人这五种能力的充分发挥带来了机遇，也带来了挑战。中国的老龄化进程在加速推进，老年人的预期寿命进一步增加，而处于老年阶段的时间延长，身体健康恶化的同时可能伴随精神健康问题加剧，因此如何让老年人幸福地度过"没有工作"的几十年是国家、社会、家庭和老年人个体需要共同探究的课题。在人口、家庭等发生剧烈变化的这几十年，社会层面的另外一项重大变化——数字时代的到来改变了社会运行的方方面面，这意味着老年人生活的外部环境发生了变化，个体与环境的交互模式需要发生相应的改变以维持功能的发挥。

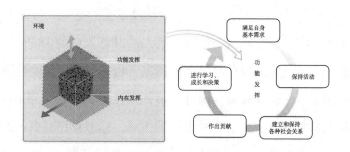

（资料来源：世界卫生组织，关于老龄化与全球健康的报告，2016）

图1-1　健康老龄化内涵

三、从人口老龄化向健康老龄化转变

从人口老龄化到健康老龄化是一个重要的转变，反映了社会对老龄化问题的认识和应对策略的变化。人口老龄化指的是老年人口比例增加，而且通常伴随着养老金压力增加、医疗保健资源紧张、劳动力市场供需失衡等问题。而健康老龄化强调的是老年人口在身心健康、社会参与等方面的良好状态，不仅仅是生命的延续，还是生活质量的提升和社会发展的推动。实现从人口老龄化到健康老龄化的转变需要多方面的努力。首先，需要加强对老年人健康的关注和投入，提供全方位、多层次的健康服务和保障，延缓老年人的健康衰退，提高生活质量。其次，需要推动老年人的社会参与，让他们在社会中发挥作用、分享经验，保持身心健康和活力。此外，还需要加强老年人教育和培训，提高他们的数字化能力和适应新技术的能力，让他们能够与时俱进，享受数智时代的成果。

这一转变中也需要重视预防和早期干预，以减少疾病的发生和进展，延长健康寿命。同时，建立健康老龄化的政策框架和制度体系也是至关重要的，包括健康保险制度的完善、医疗服务的优化、养老服务的多样化等，以确保老年人能够享受到优质的健康和养老服务。在这个过程中，科技创新也将发挥重要作用，包括智能医疗设备、健康监测系统、远程医疗服务等，需要为老年人提供更便捷、有效的健康管理和医疗服务。同时，数字化技术将为老年人提供更多社交和学习的机会，帮助他们保持身心健康、活力充沛。

实现健康老龄化还需要重视老年人的心理健康和社会支持。提供心理健康服务和社会支持网络，帮助老年人应对生活中的各种挑战和压

力，保持积极乐观的心态，对于他们的健康和幸福至关重要。此外，还需要加强老年人营养和运动管理，使他们保持健康的生活方式，预防慢性疾病的发生。另外，实现健康老龄化也需要改变社会对老年人的态度和观念，树立尊老、敬老、爱老的社会氛围，让老年人能够感受到尊严和价值，充分发挥他们的社会作用。总的来说，实现从人口老龄化到健康老龄化的转变是一个全社会的事业，需要政府、企业、社会组织和个人共同努力，为老年人提供更好的生活保障和服务，推动社会可持续发展。

第三节　数智时代健康老龄化面临的挑战

一、老年人在数智时代所面临的困境

老年人的健康状况将对整个经济社会发展产生至关重要的影响。信息技术的快速发展和社会数字化转型推动着约占总人口近20%的银发群体迈入数字化生活浪潮，与人口老龄化趋势相辅相成的是万物互联的数字化与智能化新时代。然而，随着信息技术的不断深入发展，除了数字机遇和数字红利外，也衍生了新的社会治理难题——老年人数字鸿沟。老年群体作为受影响最为广泛和深刻的特殊人群，在数字化建设进程中，受到技术、制度、文化以及自身因素的制约，与其他群体在信息技术的拥有和应用程度上存在很大差异，最终导致了非常大的信息落差，使其被动或主动地与信息化时代脱节，沦为"数字遗民"或"数字难民"。

《中共中央国务院关于加强新时代老龄工作的意见》于 2021 年 11 月发布，明确提出了"促进老年人社会参与"的重要性。文件中指出，社会参与主要分为三类：老年教育、文化体育活动以及为社会作出贡献（包括灵活就业、志愿活动等）。这与世界卫生组织健康老龄化框架中的能力三大类相符：保持活动、作出贡献、进行学习、成长和决策。已有研究就此提出两种观点：一方面，互联网提供线上社交、娱乐平台，增强老年人信息获取能力，改变老年人的态度和健康观念，丰富了老年人的社会参与方式，促进了再就业、线下社会交往和体育锻炼等活动，即线上活动的"增益效应"促进了线下活动；另一方面，过多的互联网使用可能替代线下的物理空间活动，占用老年人与家人、社区成员的交往时间，减弱线下交往的需求，不利于维系老年人的社会关系，阻碍他们参与社区活动，即出现了线上活动对线下活动的"替代效应"。

丧失理论假说认为，老化是一个逐渐失去社会角色、社会关系、身心健康和理想价值的过程。这些"丧失事件"构成了个体老化的主要挑战，因此减轻这些事件对老年生活的影响至关重要，也是实现健康老化和积极老化的关键之一。互联网使用作为一种在线虚拟空间中的活动，对老年人的线下生活，特别是上述"丧失事件"产生了一定影响。目前的研究主要支持"网络增益效应"和"在场替代效应"这两种观点。

"网络增益效应"认为，互联网在老年人的社交、参与社区、融入社会以及体育锻炼等方面发挥了积极作用。在社交方面，互联网提供了社交和娱乐平台，消除了时间和空间的限制，使老年人更容易与外界保持联系，增加了与家人和朋友的交流频率，扩大了社会网络，进而提高了社会适应能力。此外，互联网的使用也成为老年人开展线下活动的媒介，促进了他们的线下交流。在社区参与方面，互联网使用增强了老年人获取信息的能力和与社区的联系，从而促进了他们的活动参与。另外，互联网使用还促进了老年人的经济参与，提供了社交资本和再就业激励，从而增加了再就业的可能性。研究还表明，互联网使用有助于老年人进行体育锻炼，通过健康和运动信息的推送，促进了他们的学习和身体健康。

与"网络增益效应"相对的是"在场替代效应"观点，即过度的互联网使用可能会导致线上活动挤占甚至替代线下活动。在社交方面，过度的线上交流可能替代线下交流，使老年人减少与家人和社区成员的实际交流时间，削弱真实社会关系，导致社会交往的隔离和边缘化。在社区参与方面，过度的互联网使用可能挤占老年人参与社区活动的时间，降低他们的社区归属感和参与水平。

二、多举措实现健康老龄化

无论是线上活动还是线下参与，最终目的都是培养老年人的积极老龄观，促进实现健康老龄化，增进老年人的价值感，提升老年人的主观福祉。老年人丰富多彩的线上活动不仅能够直接影响老年人的主观福祉，也会间接通过促进线下活动的参与而改善老年人的主观福祉。当然，这里的影响路径并不是单一的，而可能是双向的，比如线下参与也会反过来影响线上活动，老年人主观福祉的改善（如幸福感的提高）也会增加老年人参与线上活动和线下活动的积极性，其理论路径图见图1-2。

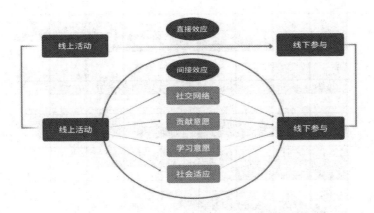

图 1-2　线上活动促进线下参与的路径图

互联网尤其是短视频的使用能够直接促进老年人的线下参与，老年人不仅可以通过视频、直播等方式实现亲友间的即时互动，还可以通过线上分享、浏览、点赞等非即时互动实现亲友间日常生活的分享，提升在彼此生活中的参与感。不同类型老年人使用过智能手机各类功能的比例，见图1-3。短视频中的信息或内容还可能成为老年人线下活动内容的来源，例如短视频中浏览到的新闻或趣事可以成为与邻居或朋友聊天的谈资，为线下面对面社交提供内容；短视频中推荐的体育锻炼、居家生活等活动可以为家庭成员之间、朋友之间共同线下参与提供更多的素材和机会；短视频的拍摄、创作、上传与分享本身也成为很多老年人的业余爱好和参与户外活动的动力。这些均是短视频使用对线下参与的直接效应。同时，短视频的使用还可能通过间接方式促进老年人的线下参与，即通过扩大老年人的社交网络、激发老年人做贡献的意愿和学习意愿、提高老年人适应社会的能力而间接地促进老年人参与多样化的线下活动。

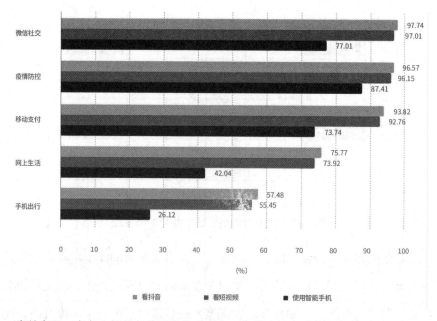

微信社交　97.74　97.01　77.01

疫情防控　96.57　96.15　87.41

移动支付　93.82　92.76　73.74

网上生活　75.77　73.92　42.04

手机出行　57.48　55.45　26.12

■ 看抖音　　■ 看短视频　　■ 使用智能手机

资料来源：老年人短视频使用与线下参与，中国人民大学人口与发展研究中心

图1-3　不同类型老年人使用过智能手机各类功能的比例

老年人的社会网络一般可以简单划分为家庭网络和朋友网络，而这两类网络都跟老年人线下活动参与息息相关，见图1-4。比如更紧密的家庭和朋友关系可以促进老年人线下的学习、社交和娱乐。互联网和短视频通过帮助老年人跨越地理空间距离，维系跟家人和朋友的关系，进而将线上的关系转移到线下，将线上活动转化为线下活动。当然，短视频也能够成为老年人认识新朋友的平台，而且这种基于共同的兴趣爱好、共同的价值观念建立起的社会关系，也可以进一步拓展至线下，从而促进老年人线下活动的参与。

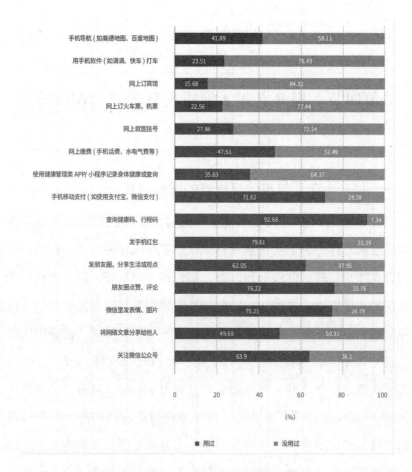

资料来源：老年人短视频使用与线下参与，中国人民大学人口与发展研究中心

图1-4　老年人智能手机各项功能掌握情况

第四节　提升老年人健康信息素养迫在眉睫

一、提升老年人健康信息素养的重要意义

《"健康中国 2030"规划纲要》明确提出了将人民健康提升至国家战略高度的目标。为了实现这一目标，需要采取多种方式，包括传播健康理念和知识、提供健康干预服务、完善相关政策等，以全方位、全周期地保障人民健康。根据 2019 年 11 月中共中央、国务院印发的《国家积极应对人口老龄化中长期规划》的要求，要积极推进"健康中国"建设，建立以居家为基础、社区为依托、机构充分发展、医养有机结合的多层次养老服务体系，扩大适老产品和服务供给，提升产品和服务质量。《国务院关于印发"十四五"国家老龄事业发展和养老服务体系规划的通知》提出了多种传播媒介向老年人普及健康知识和生活方式的措施，强调信息媒介对提升健康素养的作用。规划还强调了营造老年友好型社会环境的重要性，倡导建设智慧社会，以满足老年人的需求。同时，规划提出组织老年人参与智能技术教育培训，旨在引导老年人了解新事物、体验新科技、应用新技术，以解决"数字鸿沟"问题。2020 年 11 月 24 日，国务院办公厅发布了《关于切实解决老年人运用智能技术困难的实施方案》，对数字化和老龄化时代下老年人数字鸿沟治理议题进行了积极回应。

随着现代医疗保健和健康服务体系的日益复杂和智能化，老年人的

健康信息素养面临着新的挑战。我国老年人口不断增长，提高老年人生活质量已成为构建和谐社会、实现共同富裕、维护社会稳定与发展的重点。而且研究发现，老年人对健康问题的关注度很高，但由于健康信息素养水平不足，容易在信息过载、失真的环境中陷入困境，产生消极情绪，甚至选择规避健康信息。老年人健康信息素养的水平与其健康结果密切相关，高水平的健康信息素养可以帮助老年人更好地管理慢性疾病、预防疾病、提高生活质量，减轻医疗负担。目前，我国老年人健康信息素养虽有所提升，但总体水平仍偏低。这不仅影响了老年人自身的健康，还加大了医疗资源的压力。因此，必须重视提升老年人的健康信息素养，以确保他们能够更好地参与和受益于现代医疗和健康服务体系，从而更好地应对老龄化带来的挑战。由此可知，强调老年人健康信息素养的提升对于解决老龄化问题至关重要。

（一）提升健康知识水平

老年人健康信息素养在其提升健康知识水平方面发挥着至关重要的作用。这涵盖了从基础健康知识到更深入、专业领域信息的全方位学习，使老年人能够建立更全面、科学的健康观念，从而更好地应对生活中的各种健康挑战。

首先，基于良好的健康信息素养，老年人可以深入了解不同疾病的病因、症状和预防方法。这有助于老年人提前采取积极的健康管理措施，从而降低患病的风险。例如，了解心血管疾病相关信息之后，老年人可以自主调整饮食结构、加强锻炼，有效预防高血压和心脏病的发生，从而保障身体健康。

其次，基于良好的健康信息素养，老年人能够更好地理解药物的作用机制、副作用和相互作用，实现对药物的正确理解和合理使用。老年人通常需要长期使用一些药物来管理慢性病或提高生活质量，而深入了解这些药物的相关知识有助于他们更加明智地使用药物，减少不良反应的发生，确保药物疗效最大化。

最后，基于良好的健康信息素养，老年人可很好地学习并贯彻日常保健知识。从养成合理的饮食习惯、保证充足的睡眠，到适度的运动，老年人通过学习相关知识能够更好地维持身体健康，增强免疫力，降低患病风险，从而拥有更加充实、健康的晚年生活。

通过这些知识的积累，老年人不仅能更好地了解自身身体状况，还能更主动地参与自身的健康管理，实现预防疾病、促进身体健康的目标。老年人健康信息素养的提升不只是为了应对疾病，更是为了享受更健康、更充实的晚年生活，实现全面幸福。

（二）促进自主健康管理

良好的健康信息素养是一项促使老年人具备自主管理健康的深层次能力的关键要素。这不仅能够让老年人获取关键的医学信息，还有助于培养他们从容面对疾病、制订并实施个性化健康管理计划的能力。

首先，健康信息素养使老年人有效获取解读医学信息的高级技能。医学领域的信息通常涉及复杂的专业术语和深奥的医学概念，而良好的健康信息素养使老年人能够更轻松地理解医学文献、医生的建议以及相关的健康资讯。而通过对医学信息的深刻理解，老年人能够做出更为明智的健康决策，确保所采取的措施更贴合个体的健康需求，从而在面对健康问题时更具决策主动性。

其次，健康信息素养有助于培养老年人主动了解自身疾病状态的深层次能力。通过学习关于疾病的深度知识，老年人能够更全面地了解所患疾病的发展过程、可能的症状以及可能的并发症。这种主动了解的能力不仅使老年人更好地适应患病状态，还能使他们更加理性地应对潜在的健康风险，从而更有针对性地调整个人生活方式和健康管理计划。

在了解疾病状态的基础上，老年人可以更深入地制订并执行个性化的健康管理计划。这不仅包括合理的饮食安排、适度的运动计划，还可能涉及情感支持、社交互动等方面。通过深度个性化的健康管理计划，老年人能够更有针对性地维持和提升自身健康水平，减轻慢性疾病的影响，提高整体生活质量。

（三）缓解医疗压力

老年人健康信息素养的提升不仅关乎个体健康，还在全社会层面发挥积极作用，特别是在减轻医疗系统负担方面。一方面通过使老年人更加独立、有效地利用医疗资源，另一方面通过减少不必要的医疗支出，为整个医疗体系带来积极影响。

首先，提升健康信息素养使老年人更能理解医疗服务的重要性和可行性。通过了解不同医疗服务的类型、适用场景以及效果，老年人能够更明智地选择并预约适当的医疗服务，避免不必要的医疗行为。这不仅减轻了医疗系统因为不必要的医疗咨询、检查或治疗而面临的压力，还为那些真正需要医疗服务的人提供更迅速的服务。

其次，老年人健康信息素养的提升促进了更有效的医疗资源利用。通过了解各种医疗服务提供者的特长和优势，老年人可以更有针对性地选择合适的医疗机构和医生，有助于提高医疗资源的利用效率。这种精准的医疗资源调配有助于减少医疗服务的浪费，为整个医疗系统提供更为经济、高效的运行环境。

最后，老年人健康信息素养提升还有助于健康自主管理，减少慢性病的发病率，从而减轻医疗系统长期治疗和管理的压力。通过了解慢性病的自我管理方法，老年人可以在医疗机构外更好地管理自己的健康状况，减少对医疗系统的依赖。

因此，老年人健康信息素养的提升不仅对老年个体的健康有积极影响，还在宏观层面为医疗系统的减负提供有益支持。由于可促进更理性的医疗决策和更有效的资源利用，老年人健康信息素养的提升成为实现医疗体系可持续发展的一项关键举措。

（四）应对数字化社会

在信息时代，数字化工具广泛应用于健康管理，老年人健康信息素养的提升不仅仅适应时代潮流，还可帮助他们更好地融入数字化社会，充分利用智能设备、移动应用等工具，以享受更便捷、个性化的健康服务。

首先，提升健康信息素养使老年人能够更熟练地使用智能设备。掌握基本的数字技能，包括使用智能手机、平板电脑等设备，使老年人能够轻松浏览健康信息、下载健康应用，从而更好地参与自身的健康管理。这为老年人提供了获取实时、多样化健康信息的途径，也让他们能够更加灵活地与医疗机构、医生进行远程沟通。

其次，健康信息素养提升有助于老年人更好地理解和应用移动应用。随着移动应用的普及，许多健康管理工具和服务都可以通过手机应用轻松获得。老年人通过学习如何使用这些应用，可以便捷地记录健康数据、制订健康计划，甚至通过在线预约服务，实现更加个性化、高效的医疗体验。这种数字化工具的应用也为老年人提供了更多自主管理健康的机会，降低了因信息不对称而可能产生的健康风险。

最后，健康信息素养的提升也能够帮助老年人更好地理解数字化社会中的健康数据和信息。对于智能设备和移动应用所提供的各类健康数据，老年人通过了解其背后的含义和使用方法，能够更科学地了解自身的健康状况，有助于及时调整生活方式和医疗计划。

因此，老年人健康信息素养的提升是适应数字化社会的必然趋势。通过熟练运用数字工具，老年人不仅可以更便捷地获取健康信息和服务，还能更好地与医疗体系互动，实现更智能、个性化的健康管理。这不仅可使老年人更好地融入数字时代，还可为他们的健康管理提供更多可能性和便利。

（五）提高社会参与度和生活质量

老年人提高健康信息素养后，不仅能够更好地关注自身健康，还更有可能积极参与社交活动和社区服务，从而显著提升生活质量，缓解孤独和抑郁感。

首先，健康信息素养的提升使老年人更了解自身健康状况，从而更有信心和积极性参与社交活动。在了解自身健康状况的基础上，老年人能够更好地制定并执行适应个体健康需求的生活方式。这不仅有益于身体健康，还增加了社交参与的信心，使他们更愿意参与各种社交活动，如社交聚会、文化娱乐活动等。

其次，健康信息素养的培养使老年人更具备社会服务的意识和能力。通过了解社区健康资源和服务，老年人能够更主动地参与社区服务，为他人提供帮助，同时获得社会认同感。参与社区服务有助于老年人建立更加丰富的社交网络，增加社会参与感，减轻孤独感和抑郁感。

最后，健康信息素养的提升还使老年人能够利用数字化社交平台，拓展社交圈层。通过学习使用社交媒体和其他数字工具，老年人能够轻松地与远方的亲朋好友保持联系，分享生活体验，参与线上社交活动。这种数字化社交不仅有助于弥补地理距离带来的隔阂，还为老年人提供了更多参与社会活动的机会，促进了社交互动和生活质量的提升。

因此，从社会参与和生活质量的角度看，老年人健康信息素养的提升不仅是为了个体健康的维护，还为了让老年人在晚年过得更加充实、有意义。通过参与社交活动和社区服务，老年人能够更好地融入社会大家庭，享受社会关怀，从而降低心理健康问题风险，实现身心健康的全面提升。

二、提升老年人健康信息素养的必要性

随着人口老龄化日益加剧以及人们健康意识逐步提高，老年人健康问题的重要性日益凸显。然而，调查研究显示，我国老年群体的健康信息素养水平普遍较低，这对老年人群的健康管理和生活质量带来了诸多挑战。

首先，一些老年人受教育程度较低，素养水平有限。在信息时代的大背景下，他们的健康信息获取和应用能力相对较弱。此外，随着科技的发展，数字化工具，如智能手机、平板电脑等已成为主要的信息获取渠道，但是很多老年人缺乏对这些设备的使用技能，导致他们无法有效地获取健康信息。

其次，老年人群对健康信息的辨别能力较差。在信息爆炸的时代，大量的健康信息充斥着各种媒体平台，但其中不乏虚假或不准确的信息，老年人群往往难以辨别信息的真伪，容易受到错误信息的影响，从而造成健康管理上的误区和偏差。

最后，老年人群在健康信息获取方面存在局限性。尽管一些老年人已经掌握了一定的数字技能，但他们往往仅限于使用简单的应用程序，对于更复杂的健康信息获取渠道，如网页、公众号等，掌握程度较低，无法充分利用这些资源获取健康信息。

因此，提升老年人健康信息素养显得尤为重要。首先，健康信息素养的提升可以帮助老年人更好地认识和理解健康问题，提高疾病预防、治疗和管理能力，从而有效地提升他们的健康水平和生活质量。其次，健康信息素养的提升也有助于老年人更好地应对信息时代的挑战，增强对数字化工具的使用技能，更加自如地获取和应用健康信息。此外，健康信息素养的提升还可以提高老年人对健康信息的辨别能力，减少受到错误信息的影响，更科学地进行健康管理和决策。

第二章

研究框架

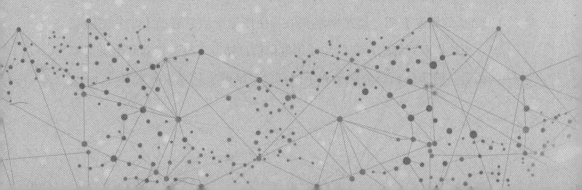

第一节　研究视角

随着老龄化不断加剧，老年人的健康问题变得更加突出，对健康信息的需求量非常大。虽然互联网给现代人带来了前所未有的便利，但老年人由于跟不上信息更新的速度，逐渐成为互联网时代的边缘群体，就像是被世界切断了联系的"数字难民"。由于老年人与数字技术的距离，他们无法快速适应数字化生活的节奏。了解社区老年人健康信息素养现状并研究提升老年人健康信息素养的途径已成为亟须解决的社会问题。

世界卫生组织提出健康素养代表着认知和社会技能，它决定了个体具有为促进和维持身体健康获取、理解和使用信息力。健康信息素养作为健康素养的一部分，强调了在健康相关活动中要有信息检索和甄别等能力。2009 年，医学图书馆协会（MLA）对健康信息素养进行了定义，即一系列能够辨别健康信息需求，识别可能的信息源，检索相关信息，以及评估信息质量和适用场景，进而分析、理解并使用信息做出理智健康决策的能力。

健康信息素养对公众健康水平有一定的影响，在突发公共卫生事件时，良好的健康信息素养可以确保公众正确获取和利用健康信息资源，有助于提高公众的自我防护能力，使其能够应对紧急公共卫生事件。ChungJ 的研究表明，通过网络获取和使用健康信息有助于改善健康状况，而且借助网络途径获取和使用健康信息体现了健康素养和信息素养的结合。健康信息获取途径和手段可以反映健康信息素养水平。此外，老年人群体常伴有慢性病，这使其对相关健康信息更加敏感。Huvila 等人的研究发现，老年人在理解健康术语、药品包装标签等方面存在困难，当面临多个来源的信息时，难以确定自身的健康信息需求。Mcnutt 等人的研究指出，当老年患者在短时间内处理大量复杂的治疗信息时，会产生很大的心理压力，这反映了老年人在分析和理解健康信息方面的能力不足可能对其心理健康产生负面影响。研究表明，患病的老年群体对电子信息技术持消极态度，也存在使用经验不足和对健康素养的自我评估能力不足等问题。

本研究旨在通过对中国社区老年人健康信息素养的研究，评估社区老年人的 HIL 水平，针对影响因素为干预方案的制定提供理论依据，为提高社区老年人群的健康信息素养提供有益经验。同时，这对提高诊疗依从性、降低治疗成本以及缓解社会医疗压力均具有积极的现实意义。

第二节　研究动机与目的、问题与目标

一、研究动机与目的

尽管老年人健康信息素养的重要性日益凸显，然而现实中老年人这方面的水平普遍较低，数字鸿沟问题也在老年群体中显著存在。本研究的动机在于深入了解老年人健康信息素养的现状、问题和影响因素，进而探索有效的提升策略。系统研究老年人健康信息素养，旨在为制定相关政策、推动社会实践、提升老年人生活质量提供科学依据。

研究目的包括但不限于以下几点。

（一）探讨老年人健康信息素养的概念及其关键要素

在研究的初期，将深入挖掘老年人健康信息素养的内涵，明确其核心概念和关键要素。这将为后续的研究提供理论基础，以全面了解老年人健康信息素养的多层次内涵。

（二）评估当前老年人健康信息素养水平，分析存在的问题和差距

通过实地调查和定量研究，全面评估当前老年人的健康信息素养水平。在此基础上，则可以深入分析存在的问题和差距，为后续提升策略的制定提供实证支持。

（三）深入研究数字鸿沟对老年人健康信息素养的影响

数字鸿沟对老年人健康信息素养的影响是本研究的关键焦点之一。可深入挖掘数字鸿沟在老年群体中的表现形式，分析其对健康信息素养水平的影响机制，从而为针对性的干预提供科学依据。

（四）分析智慧养老的理论基础，提出可行的实践策略

对智慧养老的理论基础进行深入分析，有助于针对实践中提升老年人健康信息素养提出创新且可行的策略。这将涉及数字化工具的普及、培训方案的制定以及社会支持体系的构建。

（五）探讨社会支持、政府政策与法规对老年人健康信息素养的作用

本研究将重点关注社会支持、政府政策与法规在老年人健康信息素养提升中的作用机制。可深入分析相关政策的制定与执行、社会支持体系的构建，以及法规在保障老年人信息获取权益方面的效果，为政府政策提供优化建议。

（六）提供未来发展的趋势和展望，为决策者、研究者和社会各界提供有益的建议

要对老年人健康信息素养的未来发展趋势进行深入展望，为决策者、研究者和社会各界提供有益的建议。这包括对于政策改革、社会支持体系建设和数字化教育推广等方面的长期规划和发展方向的提出。

本研究有助于推动老年人健康信息素养提升，促进老年人更好地适应现代社会的健康需求，从而实现老年人全面健康和全面参与社会生活的目标。这将为构建更加健康、智慧、有爱的老年社会提供科学支持。

二、研究问题与目标

（一）研究问题的明确界定

本研究旨在回答以下关键问题，以全面了解老年人健康信息素养的现状、问题及提升策略。

第一，老年人健康信息素养的现状是怎样的？存在哪些主要问题和差距？

对于以上问题，可通过全面评估老年人的健康信息素养水平来回答，涉及老年人对健康知识的了解程度、数字化工具的使用情况、信息获取的途径等方面。实际当中，解决突出存在的问题，可为后续提升策略的制定提供实证支持。

第二，数字鸿沟对老年人健康信息素养的影响机制是什么？

这一问题聚焦数字鸿沟对老年人的具体影响，包括数字技能水平、信息获取途径的多样性等方面。通过深入分析数字鸿沟与老年人健康信息素养之间的关系，将揭示其中的影响机制，为有针对性的干预提供科学依据。

第三，智慧养老的理论基础如何？如何提出可行的实践策略？

基于以上问题，将深入研究智慧养老的理论基础，包括数字技术在老年人生活中的应用、智能健康管理系统等。通过理论基础的探讨，将提出创新且可行的实践策略，旨在提升老年人健康信息素养水平。

第四，社会支持、政策与法规在提升老年人健康信息素养中的作用体现在哪些方面？

这一问题关注的是社会支持、政府政策与法规在老年人健康信息素养提升中的具体作用。通过深入分析相关政策的制定与执行、社会支持体系的构建等方面，将揭示这些因素对老年人健康信息素养的积极影响，为未来相关政策的制定提供有益建议。

通过明确这些关键问题，本研究将建立一个深入探讨老年人健康信息素养的认知框架，为后续的调查、分析和提升策略的制定提供科学的基础。

（二）研究的总体目标和具体目标

1.总体目标

本研究的总体目标是通过深入研究老年人健康信息素养，揭示其现状、问题及提升策略，进而推动老年人更好地适应现代社会的健康需求，实现老年人全面健康和全面参与社会生活的目标。

2.具体目标

为实现总体目标，本研究将有针对性地达成以下具体目标。

（1）深入了解老年人健康信息素养的概念及其关键要素。通过对现有文献的综述和相关理论的分析，明确老年人健康信息素养的核心概念、内涵及关键要素，建立研究的理论框架。

（2）全面评估当前老年人的健康信息素养水平，分析存在的问题和差距；进行实地调查、问卷调查和定量研究，全面评估老年人的健康信息素养水平，明确存在的问题和差距，为提升策略的制定提供实证支持。

（3）深入研究数字鸿沟对老年人健康信息素养的影响机制。通过文献综述和实证研究，深入了解数字鸿沟对老年人健康信息素养的具体影响机制，为制定针对性的数字素养提升策略提供理论支持。

（4）分析智慧养老的理论基础，提出可行的实践策略。对智慧养老的相关理论进行深入研究，从中提炼可行的实践策略，以数字技术为支撑，促进老年人健康信息素养的提升。

（5）探讨社会支持、政府政策与法规对老年人健康信息素养的影响。通过对社会支持、政府政策与法规的研究，探讨它们在提升老年人健康信息素养中的具体作用，为相关政策的优化提供建议。

（6）呈现老年人健康信息素养未来发展的趋势和展望，为决策者、研究者和社会各界提供有益的建议。

通过对未来发展趋势的深入思考和综合分析，对未来老年人健康信息素养领域进行展望，为决策者、研究者和社会各界制定相应策略提供科学依据。

通过实现这些具体目标，将形成一套全面、系统的关于老年人健康信息素养的研究结果，为相关决策提供科学依据，为社会实践提供创新策略，从而促进老年人在晚年过得更加充实、有意义。

第三节　概念界定

一、信息素养

信息素养（IL）通常是指合理、合法地利用各种信息工具，特别是多媒体和网络技术工具，来确定、获取、评估、应用、整合和创造信息，以实现某种特定目标的能力。其核心在于信息能力，包括识别获取、评价判断、协作交流、加工处理、生成创新信息的能力，即利用信息资源进行问题解决、批判性思维、决策和创新等高阶思维活动的能力。研究表明，信息素养越高，解决问题的速度越快。培养信息素养即提高利用信息的能力。老年群体需对信息进行判断、提炼，以利用信息解决日常生活中的问题。

二、健康素养

健康素养（HL）是指个体获取、理解和处理基本健康信息和相关健康服务的能力，据此人们可做出正确决策，改善健康问题，提高自身健康水平。该定义在国内外得到了广泛认可和应用。2018年，我国原卫生部明确定义了在2005年发行的《人们健康素养的基本知识和技能》中引入的"健康素养"概念，认为个体获取、理解和处理基本健康信息，并做出有关健康的正确决策的能力就是健康素养。这不仅影响了人们获取和理解健康相关信息的动机和能力水平，还强调了保持健康的多种方法。

三、健康信息素养

医学图书馆协会（medical library association）认为健康信息素养是指能够正确认识自身健康信息需求，知晓如何在何处获取所需健康信息，并能在日常生活中评估和应用健康信息以做出决策的能力。Waters提出，健康信息素养是以维护和提升健康水平为目的，获取和分析健康信息，以便做出决策的能力。2000年，美国大学与研究图书馆协会（ACRL）颁布了《健康信息素养标准》，将健康信息素养定义为以下组合：辨别健康信息需求、定位健康信息、评估和有效利用健康信息。CarmonaMB提出，健康信息素养是个体获取健康信息、评估健康信息质量，并充分利用信息的能力，具体包括健康信息意识、健康信息知识、健康信息能力和健康信息道德四个方面。Huotari认为健康信息素养是收集、分析健康信息内容和健康信息服务模式，能够在理解信息的基础上利用健康信息的能力。谢文照在前人研究基础上，将健康信息素养分解为五个部分：①能正确认识到自身健康信息意识和健康信息需求意愿；②有一定的知识量，能对信息源进行选取，并检索和获取信息；③有评价和甄别健康信息质量的能力；④有分析和处理健康信息的能力；⑤能利用信息做出正确的健康决策，从而解决健康问题。

综合以上学者观点，本书中健康信息素养指具备健康信息意识，了解获取健康信息的方式，甄别并应用健康信息以做出正确的健康决策。

四、老年人健康信息素养

老年人健康信息素养可以被定义为老年人在信息化社会中，获取、评估、理解和应用健康信息的能力。

（一）医学知识了解能力

老年人的健康信息素养涉及对医学知识的了解。在信息时代，了解疾病症状以及相关的医学信息对于老年人维护健康至关重要。

1.对疾病知识的深入了解

健康信息素养要求老年人深入了解各种疾病的性质、起因、症状和预防措施。通过获取系统的医学知识，老年人能够更好地了解自身健康状况，从而采取更为科学和有效的健康管理措施。这可能涉及对常见慢性病，如高血压、糖尿病的认知，也包括对老年常见疾病，如认知障碍和骨折的了解。

2.症状辨识

健康信息素养还包括老年人识别和了解身体症状的能力。通过了解症状产生的可能原因，老年人能够更迅速、准确地寻求医疗帮助。

3.对医疗诊断和治疗方案的了解

了解医疗诊断和治疗方案对于老年人的健康至关重要，而这需要理解医学专业术语、诊断流程和各类治疗方法。老年人可以借此参与医疗决策，更好地了解治疗选择的风险和收益，从而更好地进行自我健康管理。

通过提升老年人医学知识了解能力，可以增强其主动管理健康的信心和能力，使其更好地适应现代医学进步和信息时代的挑战。这是老年人健康信息素养中至关重要的一个方面，对于促进老年人全面健康和实现社会生活目标具有积极的意义。

（二）数字技术运用能力

在老年人的健康信息素养中，数字技术运用能力是至关重要的一项。在社会数字化背景下，老年人需要掌握数字技术来更好地管理和维护个人健康。

1.使用智能设备的技能

健康信息素养要求老年人熟练使用智能手机和平板电脑等数字设备。这包括掌握基本的触屏操作、了解设备的基本设置和功能。通过这些设备，老年人可以方便地获取健康信息与医疗机构进行远程沟通等。

2.健康应用程序的使用

老年人的数字健康信息素养还包括使用各种健康应用程序的能力。这些应用程序可以帮助老年人记录健康数据、管理用药情况、追踪运动和饮食等。通过学习使用这些应用程序，老年人能够更方便地进行健康管理，同时与医护人员实现及时的信息分享。

3.互联网健康信息的获取

数字化时代，老年人健康信息素养之一是通过互联网获取可靠健康信息的能力。老年人需要学会使用搜索引擎，了解如何浏览医学网站，并能够判断信息的权威性。这有助于他们更全面地了解疾病、医疗进展，以及各种健康管理方法。

4.远程医疗服务的利用

数字技术增加了远程医疗服务的可能性，而老年人的健康信息素养之一就是充分利用这一服务的能力。具体当中，学会使用视频通话工具，参与在线医疗咨询，以及了解远程监测设备的使用，都是提升健康信息素养的关键步骤。

5.数字技术安全意识的培养

随着数字技术的使用，老年人还需要培养数字技术安全意识。学会设置安全密码、保护个人隐私信息，以及辨别网络欺诈行为，都体现了数字技术运用能力的提升。这有助于老年人更加安全地在数字环境中获取和分享健康信息。

通过培养老年人数字技术运用方面的能力，可以使他们更好地融入数字社会，享受数字化带来的便利，同时更加高效地管理自身的健康状况。数字技术运用能力是老年人健康信息素养中的一个关键组成部分，对于促进老年人全面健康具有积极的现实意义。

（三）主动管理个体健康能力

在健康信息素养的框架下，个体主动健康管理能力至关重要。老年人需要培养一系列技能和习惯，主动关注、了解和维护自身的健康。

1.制定健康目标

老年人的健康信息素养包括学会设定个人健康目标。这可能涉及身体健康、心理健康、饮食、运动等多个方面。制定明确的健康目标有助于老年人更有针对性地采取措施，提高对自身健康状况的认知。

2.了解生活方式

了解生活方式对健康的影响是健康信息素养中的重要一环。老年人需要学习认识饮食、运动、睡眠等生活方式因素与健康之间的密切关系。这有助于他们更有针对性地调整自己的生活方式，降低慢性病的风险，提高整体生活质量。

3.运用健康信息做出明智选择

老年人的关键能力之一是学会运用健康信息做出明智的生活选择。这可能涉及阅读医学文献、理解医学报告、获取专业医生建议等方面。老年人需要学会从大量信息中筛选、辨别并应用对自己有益的健康信息。

4.降低慢性病风险

主动管理个体健康的一个目标是降低慢性病的风险。这要求老年人能够更好地了解慢性病的成因、预防方法和治疗选择。通过采取积极主动的生活方式和进行医学干预，他们可以有效地降低慢性病的发病概率。

5.提高生活质量

通过主动管理个体健康，老年人可提高生活质量。健康信息素养提升意味着他们能够更全面、科学地理解和回应自身的健康需求，从而在晚年保持身体和心理健康，享受更丰富、有质感的生活。

（四）参与健康决策的能力

老年人的健康信息素养在于他们积极参与医疗决策的能力。这不仅包括了解医疗选项，还包括与医疗团队进行有效沟通，以及根据个体偏好和价值观做出明智决策、掌握共享决策的原则、了解医学信息的风险和不确定性。

1.了解医疗选项

健康决策能力核心之一是老年人能够深入了解不同的医疗选项。这可能涉及各种治疗方法、药物选择、手术风险等。老年人需要学会获取并理解相关信息，具体渠道包括医学文献、专业医生的建议以及其他患者的经验分享。

2.与医疗团队有效沟通

健康决策往往要求人们与医疗团队进行密切的沟通。老年人的健康信息素养强调了他们与医生、护士和其他医护人员之间的有效交流。这包括表达个体的症状、理解医生的建议，同时提出问题和疑虑，确保双方在医疗决策中有清晰的共识。

3.根据偏好和价值观做出决策

个体的价值观和偏好在医疗决策中扮演着重要的角色。老年人的健康信息素养强调了他们需要了解自己的价值观和偏好，并将其融入医疗决策的过程。这可能包括对治疗方法的态度、对生活质量的期望以及对风险和效益的权衡考虑。

4.掌握共享决策的原则

共享决策是健康信息素养中的重要概念，尤其在老年人群体中更为关键。老年人需要掌握共享决策的原则，即医疗决策应该是医生和患者之间的合作过程。这要求老年人积极表达自己的需求、愿望和关切，与医疗团队共同制定治疗方案。

5.了解医学信息的风险和不确定性

在参与健康决策的过程中，老年人需要了解医学信息的风险和不确定性。医学科学往往面临着变数和未知因素，老年人需要充分认知这些不确定性，以便更理性地做出医疗决策。

通过强调参与健康决策的能力，可促使老年人在医疗治疗方案的选择中发挥更积极的角色。这不仅有助于个体获得更符合自身需求的医疗服务，还可促使医疗体系更加注重患者的意愿和需求，推动医患关系向更加平等和协同的方向发展。

老年人健康信息素养是一个多层次、多维度的概念，强调综合性的技能和知识，要求他们能够更好地应对信息时代对健康知识和数字技术运用的要求。这不仅有助于提升老年人在医疗决策和健康管理方面的能力，还可使他们更健康、更独立。

第四节 理论基础

一、代际支持理论

代际支持理论，也被称为"代际模型"，主要关注代际相互关系以及如何提供支持和服务以满足不同年龄群体的需求。在本研究中的具体体现为代际存在的相互支持和健康信息传递现象。这一理论将社会比作一座桥梁，不同代则像是桥上的不同支撑点，而代际的支持和知识传递则是连接这些支撑点的桥梁，使整个社会结构更加稳固。在代际支持理论中，每一代都扮演着重要的角色，传承着特定的价值观念、文化传统和知识，同时接受着来自前代和后代的支持和信息传递。这一理论的应用领域广泛，包括社会学、人口学、管理学等。它有助于人们理解不同代之间的互动关系，以及如何更好地利用代际支持和知识传递来促进社会的发展和稳定。代际支持模型已被广泛运用于各种社会问题的研究和解决，包括教育体制的改革、家庭关系的研究、跨代际传承文化等，具有重要的理论和实际价值。

基于代际支持理论，本研究将支持内容分为经济互惠、生活互助以及情感支持三个层面。本书所探讨的"数字反哺"是代际支持的一种特殊形式，根据数字反哺的特点，可将其内容分为经济支持、技术支持和情感支持三个层面。详见图 2-1 。

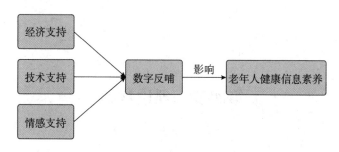

图 2-1　代际支持理论模型图

二、社会认知理论

社会认知理论（SCT）在心理学、教育和传播领域广泛运用，主张个人知识获取与社会互动、经验以及外部媒体影响密切相关。该理论指出，当人们观察执行某操作的模型及其后果时，他们会记住事件顺序，并利用这些信息指导后续行为。观察模型还可能激励人们尝试已学得的行为。观察者可能会选择重现模仿行为，但这取决于他们是否因行为及其后果而受到奖励或惩罚。媒体为各种环境中的大量人群提供了榜样。

社会认知理论建立在学习理论的基础上，认同环境对行为的影响，也认为个体（以及认知）同样重要。环境、行为和认知三者相互影响。每个行为都可能改变个人的思维方式（认知）。同样，他们的成长环境也会影响其后续行为。班杜拉通过三项式互因果关系的图式化解释了该理论的核心概念。该图示展示了如何通过让学习者相信自己正确执行行为的个人能力来影响观察到的行为的再现。行为：个人在执行某操作后收到的响应。环境：影响个人完成某项行动的环境或环境的各个方面。行动：可观察到的行为变化是学习最常见的证据，但这并非绝对必要。人们只能通过观察来学习，但学习不一定转化为表现。这些是相互依存的，它们的影响可能与个人或集体的心理行为直接相关。一个、两个或三个相互作用因素对动机行为的相对影响因不同的活动、不同的个人和不同的情况而异。认识到自己是不同的，这一点非常重要。

社会认知理论强调个体的知识获取与社会互动、经验和外部媒体的影响密切相关。在研究中，可以通过调查老年人在社交媒体、健康教育活动等方面获取健康信息的方式和频率，进一步了解其健康信息素养水平，并设计相应的干预措施。社会认知理论指出，个体通过观察他人行为来学习，并且环境、行为和认知是相互影响的。因此，本研究可以探究老年人如何通过观察他人的健康行为和健康信息获取方式来提升自身的健康信息素养，以及社交网络中的信息传播对老年人健康信息素养的影响。社会认知理论还强调了个体的自我效能感，即个体对自己能够成功完成某项行为的信心。在研究中，可以通过提升老年人对于使用数智技术获取健康信息的信心，增强其对于新技术的接受和使用意愿，从而提升其健康信息素养水平。

三、社会生态系统理论

美国心理学家布朗芬布伦纳（Bronfenbrenner）基于个体发展模型，结合人与环境的关系，提出了社会生态系统理论。他认为，每个社会组织本质上都以社会系统的形式存在，其中嵌入一些微型社会系统。该理论将人的生态系统分为五个维度，包括微观系统、中间系统、外层系统、宏观系统和时间维度。微观系统代表个体所在的家庭，是生态系统最基本的组成部分；中间系统则代表各种规模的团体或单位，是各微观系统间的关系纽带；外层系统实质上是不需要个人参与但能反过来影响人的系统；宏观系统代表大规模的体系、地区；时间维度指个体在不同时间阶段的成长和发展、知识经验的积累中，把时间当作成长变化过程的参照体系。

在布朗芬布伦纳的理论基础上，美国学者扎斯特罗（Zastrow）提出了新的社会生态系统理论，将人的社会生态系统分为三个层次，即微观系统、中观系统和宏观系统。微观系统代表着独立的个体，中观系统代表着包含家庭成员、朋友等的小型群体。宏观系统则由生活区域、政策、法律法规等组成。

该理论强调了个体与环境之间的密切关系，提醒人们要考虑到老年人所处的社会生态环境对其健康信息素养的影响。在数智时代，老年人的健康信息获取方式与年轻人可能存在差异，因此需要针对性地设计提升健康信息素养的策略。社会生态系统理论中，确定社会组织以社会系统形式存在，强调了个体与微型社会系统之间的相互作用。这提示人们应该关注老年人所处的微型社会系统，如家庭、社区等，以及这些系统对老年人健康信息素养的塑造作用。在研究中，可以探讨家庭、社区等微型社会系统如何影响老年人的健康信息获取、理解和应用能力。社会生态系统理论提出了不同层次的社会生态系统，包括微观系统、中观系统和宏观系统。这为人们提供了从不同层面来思考如何提升老年人健康信息素养的视角。研究可以从个体、家庭或社区层面以及更广泛的社会层面分析，制定相应的干预策略和政策建议，促进老年人在数智时代健康信息素养水平迅速提升。

四、电子健康素养交互模型

Paige 在交际互动模型（transaction model of communication,TMC）的基础上建立了电子健康素养交互模型，见图 2-2。该模型不规定信息的发送者和接收者，而是将互动过程看作一个不断调整的连续过程，会考虑到不同的数字健康情境因素和既往数字健康经验。该模型包括三个假设：①在互动过程中，任务导向和用户导向的情境因素相互作用，导致了物理、语义、心理和生理方面的障碍；②电子医疗素养是一种多维、多层次的个人技能，能够克服障碍对互动过程的影响；③患者参与度影响未来数字健康情境因素之间的互动以及数字医疗素养。

在该模型中，数字健康情境因素包括了渠道、资源、语言和形式的任务导向因素，以及技术、知识、关系和个人的用户导向因素。数字医疗素养涵盖了健康素养和技术素养，与健康素养的标准模型保持一致，通过四个方面进行评估：①功能性数字医疗素养（操作行为：定位和理解）；②互动性数字医疗素养（操作行为：交流）；③批判性数字医疗素养（操作行为：评估）；④应用性数字医疗素养（操作行为：运用）。这四个方面相互依存、逐步递进。功能性数字医疗素养是技术使用的基本特征，确保能够获取和理解健康信息的背景。应用性数字医疗素养是创建和执行行动计划的最高水平能力，通过应用所获得的、评估的和互动的健康知识来促进健康。数字医疗素养对患者参与医疗保健的影响主要体现在信息获取和授权程度方面，包括信息搜索频率、积极的健康行为、医患沟通和健康相关生活质量。

该模型强调了互动过程中任务导向和用户导向因素的相互作用，这对于了解老年人在数智时代获取健康信息的方式和障碍至关重要。模型指出数字健康素养是一种多维度、多层次的个人技能，这意味着在提升老年人的健康信息素养时，需要考虑到技术使用能力、信息理解能力以及评估和应用健康信息的能力。模型还强调了患者参与度对互动过程和健康信息素养的影响，这提示了在研究中需要关注老年人参与健康信息获取和医疗保健决策的程度及其影响因素。综上所述，电子健康素养交互模型为"数智时代老年人健康信息素养提升研究"提供了理论基础和研究思路，有助于深入探讨如何通过提升老年人的数字健康素养来促进其健康信息获取和健康决策能力的提升。

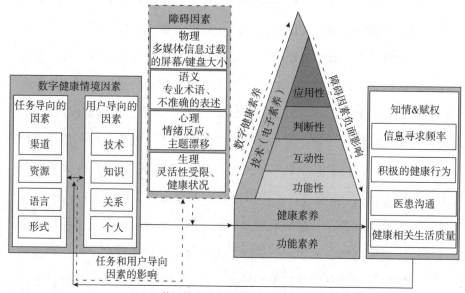

图 2-2　电子健康素养交互模型

五、技术接受模型（technology acceptance model, TAM）

戴维斯（Davis）在计划行为理论的基础上，构建了技术接受模型，目前是应用于解释健康专业人员和健康服务使用者技术采用原因的重要模型，见图 2-3。TAM 模型提出，对于某项健康服务或技术的实际系统使用由个体的行为意向直接决定，而行为意向则受到感知有用性和使用态度两方面影响。同时，在使用态度和外部变量之间，感知有用性和感知易用性发挥着中介作用。此外，TAM 模型中的关键角色感知有用性也受到感知易用性的影响。该模型说明用户的感知易用性越高，其感知有用性越大，同时使用态度越积极。换言之，一项健康服务或健康技术的应用越简单越易于被用户接受，用户所感知的用途也就越大，越容易产生积极的使用态度和行为意向，直接影响着该项服务或技术的实际使用。其中，感知易用性侧重对使用过程的预期评估，而感知有用性侧重对使用结果的预期评估。在学习和使用初期，感知易用性对使用行为意向的直接影响较强，随着时间推移和使用经历的增加而逐步减弱。因此，在健康服务和健康技术的早期推广中，提高感知易用性是重要突破口，而在提高用户黏性、增强长期持续使用意愿方面，感知有用性是关键要素。

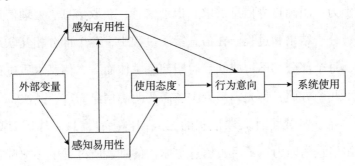

图 2-3 技术接受模型

该模型提供了理解个体技术采用行为的框架，这对于研究老年人如何接受和应用新技术至关重要。在研究中，可以运用 TAM 来分析老年人对于数智时代健康信息技术的态度和意向等。该模型强调了感知有用性和感知易用性对于技术采用行为的影响。这对于研究如何设计更符合老年人需求的健康信息技术具有指导意义。通过了解老年人对于健康信息技术的感知，可以针对性地改进技术的设计和功能，提高老年人的使用体验和接受程度。该模型还强调了外部变量对于技术接受的影响。在研究中，需考虑到老年人的个体特征、社会环境以及文化背景等因素对于其健康信息素养提升的影响。通过综合考虑这些外部因素，可以更好地制定针对性的干预措施，促进老年人健康信息素养的提升。

六、信息素质理论

学者皮介郑从过程和目标的角度对信息素质进行了研究，在国内外信息素养研究的基础上建立了信息素质过程—目标结构体系，并提出了信息素质理论，其中包括信息素质过程理论和信息素质目标理论。

信息素质过程理论认为，在信息行为过程中，信息素质包括六个部分，分别为：明确自身信息需求、识别信息、获取信息、处理信息、利用信息、分析结果和过程。在信息素质过程中，各个部分相互联系、相互影响，每个部分都不可或缺。对于信息主体而言，信息素质过程理论包括以下几个方面：首先，信息主体需要明确信息需求；其次，信息主体必须具备一种或多种获取信息的方式；再次，信息主体需要具备评价和利用信息的能力；最后，信息主体在信息素质过程中必须遵守道德准则。

信息素质目标理论包括五个维度，分别为：信息意识、信息观念、信息知识、信息能力和信息道德。该理论认为，信息知识和信息观念是其他信息维度的先决条件，信息知识是信息素质的必要因素，信息能力是整个理论的核心，而信息道德则是在信息活动全过程中必须遵守的道德准则。

信息素质理论强调了信息行为过程中的各个方面，而这为研究提供了对老年人在数智时代获取健康信息的行为过程进行分析的框架。通过了解老年人在信息获取和利用过程中的行为模式和习惯，可以有针对性地设计提升健康信息素养的干预措施。

信息素质理论中还强调了个体对于道德准则的遵守，即在信息活动中必须遵循社会道德。这体现了在提升老年人健康信息素养时，强调信息伦理和信息安全教育的重要性。通过加强老年人信息伦理和隐私保护意识，可以有效提高其在数智时代的健康信息素养水平，同时减少信息误用和不当行为的发生。

第五节　创新之处

一、视角新

本项目将质化研究与量化研究结合起来，采取以理论为导向、结合数据分析与深度访谈等方式。遵循研究基础→初步探索→理论提炼→实证研究→机制构建的研究思路，调查湖南省老年人数字反哺与健康信息素养的现状及作用机制，研究老年人健康信息素养提升策略，并在此基础上提供数字媒体助推积极老龄化和智慧养老发展的规律总结和决策参考。

二、方法新

通过文献查阅和以往研究基础，结合德尔菲法（Delphi）自行设计《数字反哺与老年人健康信息素养调查问卷》，辅以深度质性访谈，以更深入的方式了解老年群体数字反哺与健康信息素养情况，为开展老年人健康信息素养的系统研究提供新思路。

三、内容新

在目前缺乏成熟的数字反哺与老年人健康信息素养研究工具的情况下，本研究综合运用代际支持理论、社会认知理论、社会生态系统理论、电子健康素养交互模型、技术接受模型和信息素质理论等理论，从数字经济支持、数字技术支持与数字情感支持三个层面分析数字反哺与健康信息素养的作用机制。同时，制定针对湖南省老年人特定群体的数字反哺与健康信息素养测评工具，可为老年人数字媒体使用提供评估标准，也叮为相关行政部门制定管理决策提供参考依据。

第三章
老年人健康信息素养的现状分析

第一节 老年人健康信息素养的相关研究进展

一、老年人健康信息素养的国内外研究进展

（一）国内研究进展

健康信息素养（health information literacy, HIL）已于 2003 年被美国医学图书馆协会明确定义为个体对健康信息的需求意识、识别获取、评估评价和分析利用等一系列能力。提升公众健康信息素养在全球健康发展中被视为必要条件。我国目前的健康信息素养水平整体有待提高。卫生健康委员会在 2015 年首次明确定义了健康信息素养，即个体获取、理解、甄别和应用健康信息的能力。相比之下，我国的研究更侧重特定疾病有关健康信息素养研究、特定地区及人群的健康信息素养研究，以及其他类型健康信息素养研究三个方面。研究对象主要聚焦于居民、大学生和老年人，但随着我国老龄化的加深，对老年人健康信息素养更细致的研究有待开展。潘秋予等人提出了健康信息素养包括健康信息需求、获取、评价和利用四个方面的结合，并将其与健康决策联系在一起。此外，熊娟娟也提出了类似的定义，将健康信息素养定义为人们对健康信息的需求、获取、分析、评价和应用能力的整合。然而，尽管各年龄段都存在对健康信息的需求，但老年群体相较于其他年龄段具有较低的健康信息素养水平，容易受到低质量健康信息的误导。因此，提高老年人的健康信息素养水平成为当前亟待解决的问题。

　　针对老年群体的健康信息素养研究相对较少，且现有研究往往集中于调查其现状和寻找影响因素，而忽视了老年群体对健康信息素养教育的需求。例如，牛宇峰等人通过调查发现城区老年群体在健康信息素养方面存在问题，但未深入阐述如何提高其辨别健康信息质量的能力。而张华美等人的研究也未深入了解老年群体是否能够准确甄别健康信息。此外，范磊等人的研究指出了影响老年群体健康信息素养的因素，但尚未针对如何提高其素养水平提出具体策略。

　　我国图书馆在健康信息素养教育方面的研究情况并不理想。虽然一些公共图书馆设置了健康知识讲座，但数量有限，内容主要偏向健康知识的普及，并未涉及健康信息素养教育。相比之下，国外的图书馆在促进健康信息素养方面取得了有效成果。因此，提高图书馆参与健康信息素养教育的必要性和可行性成为当前亟待解决的问题。

　　进一步研究发现，国内对健康信息素养的研究可分为以下三个类型。

　　1.特定疾病有关健康信息素养研究

　　欧忠光等学者以糖尿病人群为对象进行研究，结果显示了自我意识和主观能动性与健康信息素养的正相关关系。类似地，袁凤娟的评估表明，糖尿病患者的自我管理和自我效能与健康素养呈正相关。周静茹等人则研究了肠息肉和结直肠癌患者的情况，发现健康信息素养、健康知识和健康信念不足是导致其健康促进行为表现一般的原因之一。

　　2.特定地区及人群的健康信息素养研究

　　孙伟伟等人研究了安徽省蚌埠市中老年群体的健康信息素养水平差异，发现城市中老年人的健康信息素养水平高于乡村中老年人。相似地，罗丹等人研究了安徽农村地区中老年群体的健康信息素养现状，结果显示收入、性别、文化等因素影响着其素养水平。韩云峰等人对齐齐哈尔市大学生进行调查，发现人口学变量对健康信息素养水平影响较大，女大学生的健康信息素养普遍高于男大学生。

3.其他类型健康信息素养研究

杨霞等人针对河南省城乡居民进行了健康信息认知状况分析研究，发现一部分居民能够主动搜寻健康信息，同时居住地和数字健康资源是影响因素之一。金新建等人则通过调查了解了医科大学和医学高等专科学校学生的健康信息素养现状及其影响因素，发现学历、所学专业、家庭收入等与健康信息素养水平相关。

当前，老年人健康信息素养研究文献量持续增加，呈现蓬勃发展趋势（图3-1）。国内针对老年人健康信息素养的CiteSpace作者共线分析结果表明，该领域的研究者主要聚焦于医学、图书情报、教育学和计算机科学等学科领域，从本领域的关键性共现图（图3-2）中可以看到本领域的高频关键词。医学领域的研究者数量最多，其次是图书情报、教育学和计算机科学等领域。在关键词分析的基础上，生成了时间线图，详见图3-3。研究者之间的合作网络主要分布在国内高校、医院等研究机构之间，国际合作相对较少。

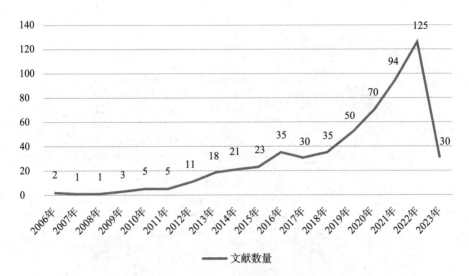

图 3-1　老年人健康信息素养发文量趋势图

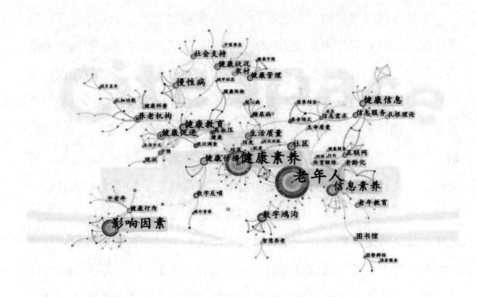

图 3-2　老年人健康信息素养关键词共现图

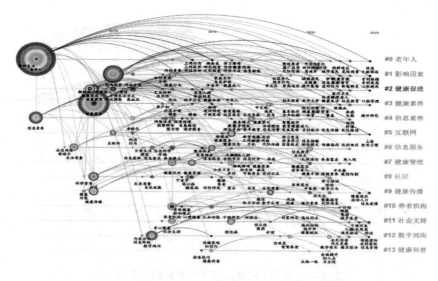

图 3-3　老年人健康信息素养时间线图

　　领域内的研究机构主要包括大学、医院和图书馆，个人学者和团队合作并存，作者合作团队较为分散。该领域已形成部分具有影响力和辐射力的研究机构合作网络，但多以机构内部合作为主，跨区域和国际合作较少。该领域的研究现状主要从研究主题、学科融合和赋能机构三个方面进行概括。老年人健康信息素养研究主要涉及老年人的信息获取、信息传播、信息运用和信息评价四个方面。在老年人信息获取方面，研究者主要关注老年人对健康信息的需求和获取途径，以及老年人获取健康信息的行为和策略等问题。在老年人信息传播方面，研究者主要关注老年人信息传播的渠道和方式，以及老年人参与健康信息传播的意愿和能力等问题。在老年人信息运用方面，研究者主要关注老年人如何应用信息技术来改善自身健康状况和生活质量，以及老年人对信息技术的使用体验和满意度等问题。在老年人信息评价方面，研究者主要关注老年人对健康信息的评价标准和方法，以及老年人评价健康信息可信度和有效性的能力和水平等问题。

在老年人健康信息素养研究中，跨学科研究已成为一种趋势，医学、计算机科学、教育学、图书情报学、新闻传播学、社会学等学科领域研究者之间的合作日益紧密。同时，随着社会老龄化的加剧，老年人健康信息素养的重要性愈发凸显，相关政策和实践也逐步推进。老年人健康素养的研究主题将更加丰富，涉及学科将更加广泛，需要不同专业的学者及不同科研背景的研究机构加强合作，推动该领域的研究不断深入发展。

如图 3-4 所示的前 25 个突现关键词表明，该领域的研究机构日益丰富。发展前期主要依托医院和高校的研究推动，研究关键词主要为健康促进、生活质量、高血压等医学相关词语，2010 年后出现图书馆、社区、养老机构等关键词，说明老龄化社会的到来需要多个机构协同赋能，帮助提升老年健康素养的信息服务和养老生活质量。同时，需要互联网、教育学相关行业从老年人的视角促进基于新媒介或新技术的老年人健康素养教育，帮助他们跨越数字鸿沟。随着该领域的发展，将会有更多的机构对老年人健康信息素养研究赋能，为老龄化社会的健康事业服务。

关键词	年份	突现强度	突现起始年	突现终止年	2006—2023年
精神生活	2006	1.38	**2006**	2007	
生活质量	2008	2.81	**2008**	2013	
新媒介	2008	1.34	**2008**	2010	
社区网络	2008	1.34	**2008**	2010	
健康促进	2009	2.27	**2009**	2011	
对策	2009	1.8	**2009**	2012	
现状调查	2010	1.72	**2010**	2016	
干预	2010	1.33	**2010**	2015	
高血压	2011	1.56	**2011**	2015	
自我效能	2012	1.75	**2012**	2014	
信息需求	2012	1.31	**2012**	2018	
养老机构	2013	3.06	**2013**	2015	
图书馆	2013	2.6	**2013**	2014	
现状	2013	2.17	**2013**	2016	
弱势群体	2013	1.73	**2013**	2014	
养老模式	2013	1.52	**2013**	2015	
糖尿病	2014	2.84	**2014**	2017	
信息服务	2015	2.39	**2015**	2018	
健康体检	2015	1.36	**2015**	2017	
扎根原理	2020	1.69	**2020**	2023	
健康传播	2009	1.66	**2020**	2021	
生命质量	2018	1.48	**2020**	2021	
数字鸿沟	2012	1.98	**2021**	2023	
老年教育	2017	1.46	**2021**	2023	
数字反哺	2018	1.43	**2021**	2023	

图 3-4　老年人健康信息素养关键词突现图

（二）国外研究进展

国际上，老年人健康信息素养的研究历史悠久且丰富，主要关注了不同群体的健康信息搜索和使用行为、影响健康信息素养水平的因素、健康信息相关服务以及对健康信息素养的评价。Enwald 指出，在设计健康信息素养促进和有针对性的健康沟通战略和干预研究时，应考虑到不同群体之间的差异。

健康信息素养被定义为人们发现、辨别和应用健康信息的能力。个人因素和体制因素都对健康信息素养起着重要作用。Mayer 指出，健康信息素养对于增强个人参与健康相关决策的积极性至关重要。而Murray 也强调了健康信息素养低对健康可能带来的不良后果。

在评价健康信息质量方面，不同学者提出了不同的标准，如作者、公开度、归属和流通期等因素。尽管有这些标准，国外的研究者普遍认为老年群体要想甄别健康信息的质量，还是需要依靠自身的辨别能力。

此外，国外学者还着重研究了不同群体对健康信息的获取和搜寻行为，以及互联网在健康信息传播中的作用。例如，Sun Ju Chang 等学者基于 TAM3 理论对韩国老年群体的健康信息搜寻行为进行了研究，发现搜寻意图受感知有用性的影响，从而间接影响老年群体的健康信息搜寻行为。Dan Wu 等学者则通过实验法研究了中国老年群体的健康信息搜寻行为，发现个体的健康状况、线上搜索体验和健康信息的可信度是影响他们在线搜索健康信息的主要因素。这些研究为科学有效的健康信息搜寻教育提供了重要参考。

此外，国外学者还对健康信息素养和健康素养的相似性与区别进行了深入研究。一种观点是，健康素养和健康信息素养在定义上相似，但在强调个人主动性和信息获取方面存在一定差异。而另一种观点是，健康素养强调的是个体在卫生专业人员和患者之间的沟通质量，而健康信息素养则更侧重信息的发现和应用。这些研究为进一步探讨健康信息素养和健康素养的内涵和实践提供了重要的理论支持。

综上所述，国外的研究者认为要提高老年群体的健康信息素养，需要综合考虑个人因素和社会体制因素，提供有针对性的健康信息素养教育，并改进健康信息服务，以便老年群体更好地获取、评价和应用健康信息，提升其健康水平和生活质量。图 3-5 为英文文献关键词共现网络。

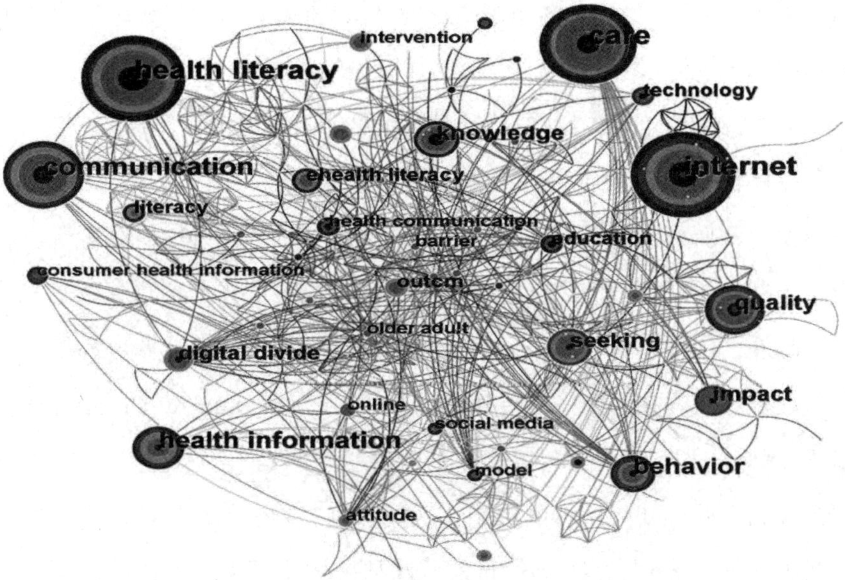

图 3-5　英文文献关键词共现网络

二、老年人信息规避行为的国内外研究现状

信息规避是人类信息行为的重要组成部分。早在 1947 年，Hyman 等在分析健康促进运动的失败原因时就提出了信息回避的概念，即人们倾向于避免与其原有的观念、态度、价值观相冲突的信息。对信息回避内容的分析指出，在感情和功利心的驱使下，人们更愿意选择娱乐性信息。Case 等分析了信息回避的原因，并指出焦虑情绪是主因，此后的相关研究大多针对特定对象或特定情境展开，累积了一定的学术成果。大部分研究内容泛化，仅个别研究聚焦特定主题。当前对健康信息规避影响因素的研究主要涉及个人、信息和情境因素。个人因素包括年龄、性别、教育、收入、心理等；信息因素包括信息质量、信息过载、信息

公平等；情境因素包括社会规范、主观规范、社会氛围与人际关系压力、环境等（表3-1）。总体而言，针对老年人健康信息规避行为及相关影响因素的研究有所不足。

表 3-1　健康信息规避行为相关研究

研究者	研究对象	分析方法	影响因素
Soroya 等	芬兰成年人	问卷调查与结构方程模型	信息寻求、信息焦虑、信息过载、信息规避
Agustina 等	英国中老年人	横断面调查、内容分析法	癌症类型、人口特征、癌症恐惧、社会网络关系、宿命论观点、消极情绪
Leyva 等	美国老年人	问卷调查与回归分析法	健康状况、心理压力、健康自我效能感、信任、医院护理质量与沟通
公文	中国老年人	深度访谈与文献调研	信任危机、行为惯性、不确定性及对未知风险的恐惧、技术鸿沟、信息焦虑、代际考量
王莹莹	中国老年人	半结构访谈法与扎根理论	情感态度、心理因素、个人统计学及社会经济学因素、信息因素、家庭因素、社会因素

在中国知网、万方数据库及中国生物医学文献数据库中以"慢性病"和"健康信息规避"为主题词检索相关文献，仅见两篇关于老年人慢性病健康信息规避行为的研究报道，国外则更多关注癌症信息和日常健康信息规避。尽管慢性病危害性较严重，但中国健康与养老追踪调查结果显示老年群体中仍存在不主动获取健康信息的现象，而实际规避与治疗预后相关的健康信息会对其身心健康产生很大威胁。图3-6为老年人慢性病健康信息规避行为词云图。

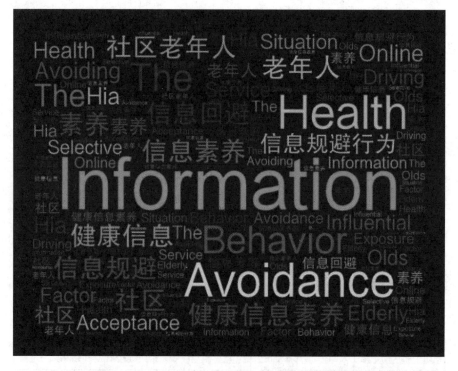

图 3-6　老年人慢性病健康信息规避行为词云图

综上所述，目前健康信息规避行为领域的研究主要着重于影响因素的探析，其对象主要涉及患者人群，针对老年人这一群体的研究仍然有所欠缺。相较癌症或重症患者而言，慢性病患者群体容易被忽视，但人数更为庞大，因此更应重视老年人慢性病健康信息规避行为的研究，提高老年人的自我健康管理能力。这既符合健康中国战略背景下对构建老年健康支撑体系的要求，也符合终身教育对公共卫生服务事业的要求。

三、健康信息素养水平评测工具现状研究

国外研究表明，健康信息素养水平评测工具主要分为功能性、交互性和批判性三大类。功能性工具着重评估对健康信息的阅读与理解能

力，包括成人医学素养快速测评和成人功能性健康素养快速测评等。交互性工具则关注受试者在不同情境中获取和应用信息的能力，如日常健康信息素养筛查工具和日常健康信息素养问卷。至于批判性工具，则侧重评估受试者对健康信息的评价和利用能力，如日本学者所编制的交流与批判性量表等。

由于文化、生活方式等差异，国外常用的健康信息素养水平评测工具并不能完全适应我国情况。因此，国内学者积极投入研究，提出了更符合我国居民需求的普适性评测工具，其中包括居民健康信息素养自评量表、居民健康信息素养问卷、全国居民健康素养监测问卷（健康信息素养分卷）等。

成人医学素养快速评估量表（rapid estimate of adult literacy in medicine, REALM）由戴维斯（Davis）等人于 1993 年研发，用于评价个人的阅读能力，由一套医学词汇测试题组成，根据患者正确读出医学词语的数量来判定其健康信息素养水平。REALM 可由接受过最低程度培训的人员在一到两分钟内进行测试，包括三项标准阅读测试，所有相关性均在 $P < 0.0001$ 水平上显著。测试 – 重测可靠性为 0.99，具有良好的信效度。Neelima 等人在此基础上开发了 REALMD–20 量表用于评估印度青少年的健康信息素养，并使用测试 – 重测方法评估其可靠性，Cronbach's alpha 为 0.766，说明具有良好的信效度。

日常健康信息素养筛查量表（everyday health information literacy screening tool, EHIL）由 Niemelä 等人在 MLA 对健康信息素养的定义基础上设计得到，包括 10 个条目，对其进行分组发现了三个独立的健康信息素养因素：①寻找健康信息的动机；②相信自己能够找到、理解和使用健康信息的信心；③评估健康信息。在 Hirvonen 等人的研究中运用该问卷评估芬兰高中生和芬兰年轻人、纳米比亚大学生和代谢综合征风险增加的芬兰成年人四类人群的健康信息素养，证实了该问卷具有良好的适用性。10 项筛查工具的 Cronbach's alpha 值为 0.558（芬兰学生），0.627（芬兰年轻男性），0.569（代谢综合征高危的芬兰人）和 0.583（纳米比亚大学生）。这些相对较低的数值表明该工具的多维性及良好的信效度。但由于题目过少且为自评量表，测试结果受主观影响较大，还需要进一步的研究证实。

王辅之等学者从健康信息意识、获取、识别、运用和道德等五个维度编制了居民健康信息素养自评量表，采用了 likert 5 级评分法。评分越高，代表着健康信息素养水平越高。王刚等学者编制了居民健康信息素养问卷，共含 10 个题项，总分 13 分。得分低于 7 分表示健康信息素养水平较低，高于 10 分则表示水平较高。国家卫生健康委员会发布了《全国居民健康素养监测问卷》，该问卷设置了 10 个题项，总分 13 分。得分越高，意味着健康信息素养水平越高。

总的来说，国外已经研发出多种健康信息素养水平评测工具，而国内学者也不断提出适合我国情况的普适性工具。不过，目前针对农村空巢老人的健康信息素养水平评测工具尚未出现。因此，本研究将在现有工具的基础上，专门设计适用于农村空巢老人的健康信息素养水平评测工具，以深入了解其健康信息素养水平现状。

第二节　老年人健康信息素养的实证研究设计

一、研究对象

本研究以湖南省湘南地区老年人为研究对象，采取分层整群抽样的方法从郴州、衡阳、永州3个市随机抽取选择20个社区作为调查点，进而整群抽取这些社区管辖的老年人作为调研对象。纳入标准：①在抽样社区居住 > 1 年的老人；②年龄 ≥ 60 岁；③意识清楚；④知情同意，且自愿参加本调查。排除标准：①有严重痴呆、精神病史者；②有交流、沟通障碍者；③在调查期间退出的老年人。样本量的大小均以信息饱和为原则。

二、研究步骤

（一）对数字反哺与老年人健康信息素养的相关文献进行系统性综述

对数字反哺与老年人健康信息素养的相关文献进行系统性综述时，由两名研究人员独立进行文献筛选、文献质量、循证证据等级的考量。纳入合适文献后，依照同一主题框架进行内容提取、比较、分析等，在此基础上形成《数字反哺与老年人健康信息素养问卷》初稿（图3-7）。

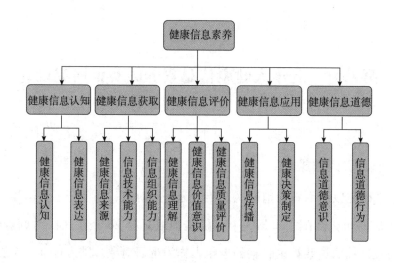

图 3-7 健康信息素养框架图

（二）实地调研，深度访谈，挖掘健康信息素养促进和阻碍因素

深入社区开展实地调研，对湖南省湘南地区老年人数字反哺与健康信息素养水平进行系统评估，选取有代表性的老年人进行访谈以了解真实生活体验。以焦点小组形式访谈家属、家庭或社区照护人员，通过质化访谈的方法挖掘数据背后的故事，对数据结果进行补充，最终梳理出数字反哺对老年群体健康信息素养的影响效果和阻碍因素。最后，整合所有调研结果和相关数据，完善问卷基础指标，形成数字反哺与老年人健康信息素养的德尔菲专家咨询稿。

（三）数字反哺与老年人健康信息素养问卷构建的 Delphi 咨询

计划选拔长期从事养老护理、公共卫生学、心理学、信息管理学等领域工作，具备丰富理论知识或实践经验的专家进行专家咨询。讨论数字反哺与老年人健康信息素养问卷的基本原则、理论依据和现实依据，并初步确定指标。接着，应用 Delphi 对指标进行筛选和修改，形成正式问卷。

（四）开展大样本正式调查，结合质性访谈，了解老年人健康信息素养现状及影响因素

采用一般情况调查表、《数字反哺与老年人健康信息素养问卷》，同时进行半结构访谈，了解数字反哺与老年人健康信息素养现状及作用机制。在正式调查前选择郴州市人民路街道社区的 30 例老年人进行预调查及信度、效度检验。随后进行大样本正式调查，为老年人健康信息素养提升策略构建提供数据支持。

（五）制定数字反哺与老年人健康信息素养提升策略

基于前期研究结果，结合湖南省湘南地区数字反哺与老年人健康信息素养的现状和作用机制，制定全方位、多途径、专业化的提升策略，如编制《老年人健康信息使用指导手册》和录制《数字媒体健康信息使用指导视频》等，依托养老护理研究所、湖南省"十四五"教育科学研究重点培育基地，即终身教育研究基地（基本理论方向），以及社区卫生服务中心，保证老年人健康信息素养提升方案的实施。

三、技术路线

首先，对老年人健康信息素养进行文献研究。其次，在相关文献基础上，设计访谈提纲并选择研究对象进行深度访谈，收集整理访谈数据。运用扎根理论，对原始访谈数据进行详细分析，找出老年人健康信息素养影响因素。再次，在相关文献和老年人实际情况的基础上，参考国内外健康信息素养水平评测工具来设计老年人健康信息素养影响因素预调研问卷。本研究先进行线下预问卷调查，用 SPSS22.0 工具对收集的预调研问卷数据进行详细分析，根据预调研数据结果对预调研问卷的

题项进行修改，编制成老年人健康信息素养影响因素正式调查问卷，再以线下的方式进行正式问卷调查，收集、整理、分析正式问卷数据。最后，通过正式问卷数据分析结果验证提出的假设是否成立，得出研究结论，为提升老年人健康信息素养提供有效建议。本书技术路线如图 3-8所示。

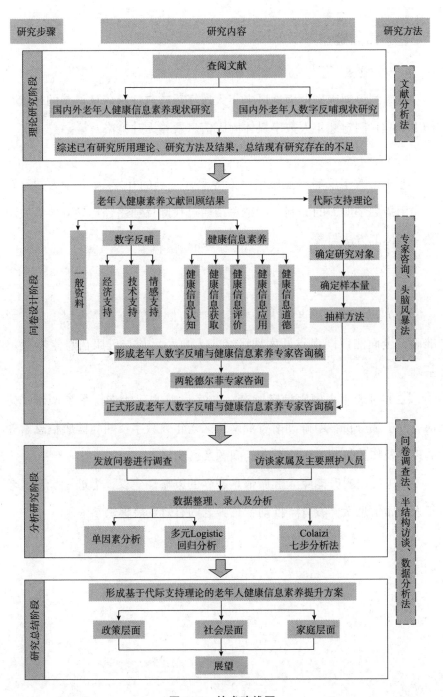

图 3-8　技术路线图

四、重点难点

（一）重点

准确测评湖南省湘南地区老年人数字反哺与健康信息素养的现状及作用机制，制定老年人数字媒体健康信息素养提升策略。

（二）难点

老年人数字反哺与健康信息素养测评工具的开发；《老年人数字媒体实用指导手册》的编制；归纳总结通过代际反哺路径指导老年人使用数字媒体的方法与技巧。

五、主要目标

（1）开发适用于老年人的数字反哺与健康信息素养测评工具，为准确、全面测评湖南省湘南地区老年人数字反哺与健康信息素养奠定基础。

（2）对老年人健康信息素养、数字反哺的现状进行系统调研、访谈、评价和分析，明确湖南省湘南地区老年人数字反哺与健康信息素养的现状及作用机制、可能存在的问题及影响因素。

（3）提出提升老年人健康信息素养的策略性建议，为进一步开展老年人健康信息素养教育，推动智慧养老的有效发展提供参考。

第三节 老年人健康信息素养评估工具及方法

一、研究方法

（一）量化研究法

量化研究法，是指通过统计、数学和计算技术等手段对社会现象进行系统性的实证调查。研究人员会针对特定问题，收集相关数据来进行研究。量化研究方法包括数据获取、数据预处理、数据分析和结果报告四个步骤。研究结果以统计图表或百分比等形式呈现。

量化研究基于实证主义，是自然科学和社会科学共同采用的研究方法。其研究对象是一般性群体，而不是特定个体，如本研究中的老年人群体。量化研究旨在揭示心理、行为的普遍模式和一般规律。本研究的信息行为规律符合量化研究的要求。在量化研究中，研究者与研究对象之间保持客观关系，研究须消除调查者偏见，避免研究立场和情境影响，确保研究结果的可验证性。方法上，量化研究规范研究对象，提出研究假设，并使用调查、实验等方法验证假设。假设的真实性依赖客观事实的验证，无法验证的假设被视为不成立。量化研究强调采用大样本，严格量化观察，控制实验变量，并使用统计方法分析样本平均数和变量之间的关系。

量化研究资料的搜集途径主要是调查法和实验法。在调查法中，通过选取具有代表性样本的量化数据，用以检验假设或理论。大多的调查研究采用"相关"或"横向"的研究设计，即在同一个时间点，搜集不同对象的资料，以探求变量之间的关联情形。

量化研究通常采用高度结构化的问卷调查作为数据收集方法。通过结构化的问题与预先确定的答案，获得标准化的反应。此外，调查问卷的有效性在很大程度上取决于问题的清晰度，不清楚的问题很容易引起错误的反应。另外，定量分析方法对于研究者进行广度的研究很有效，但受访者的人数需要达到一定的数量要求。

（二）质性研究法

质性研究，是社会科学领域常采用的研究方法。质性研究旨在深入了解人类行为及其动机。相对于量化研究，质性研究侧重更小但更深入的样本，获取关于特定研究对象的详细信息或知识。

质性研究是观察者置身于现实世界情境中的一种活动。它涵盖一系列解释性的、使世界可感知的身体实践活动。这些活动将现实转化为一系列陈述，包括实地记录、访谈、观察、照片、记录和个人备忘录。

Manion 和 Cohen 提出了质性研究的六个假设：①质性研究主要关注过程，而不是成果或产品。②质性研究的兴趣在于人们如何使自己的生命、经验和对世界的结构感有意义。③质性研究人员是数据收集和分析的主要工具。数据通过人工而不是通过问卷调查或机器调节。④质性研究涉及实地考察。研究员身体力行去访问人、网站或机构，以观察和记录自然环境中的行为。⑤研究者感兴趣的是质性研究的过程、意义和通过文字或图片获得的理解。⑥质性研究的过程中，研究人员从细节中进行概念抽象和理论归纳。

质性研究是一种基于人文科学、社会科学以及自然科学的跨学科研究方法，使用质性研究法可以克服采用任何单一方法所带来的不足。

（三）德尔菲法

德尔菲法，又称专家意见法，是一种重要的专家评价及预测方法，于 20 世纪 40 年代由赫尔默（Helmer）和戈登（Gordon）首创。最初用于科技领域，后逐渐应用于其他领域的预测工作，如军事、人口、医疗保健、经营、教育等。此外，它还广泛用于评价、决策和管理规划工作。作为一种主观、定性的方法，特别是在建立各种评价指标体系和确定具体指标过程中发挥了重要作用。

德尔菲法本质上是一种匿名的反馈询问法，即利用书面形式进行的集体匿名思想交流过程。其核心是通过匿名方式，对所要预测的问题进行多轮专家意见征询，对每一轮收集到的意见进行梳理、汇总和统计，并将集中意见后的修订稿作为参考材料，再匿名反馈给各位专家，以供分析判断，进而提出新的论证意见，直至专家意见趋于一致，得到一个较为一致且可靠的结论或方案。其具体实施步骤如图 3-9 所示。其有三个明显特点，即匿名性、反馈性和统计性。通过充分吸收不同专家的经验和知识，保证了预测或评价结论的可靠性和客观性。

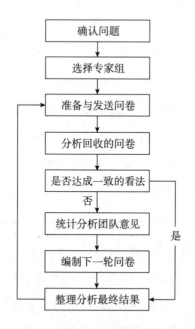

图 3-9 德尔菲法具体实施步骤

德尔菲法一般应遵守以下原则：①挑选的专家应具备一定的代表性和权威性；②在进行预测之前，应先获得参与者的支持，以确保他们能认真参与每一次预测，提高预测的有效性；③问题表设计应准确无歧义，征询问题数量适中，且问题要集中，有针对性；④在进行统计分析时，应区别对待不同问题，对不同专家的权威性赋予不同权重，而不是一概而论；⑤提供给专家的信息应尽可能充分，以便其做出准确判断；⑥调查单位或领导小组的意见不应强加于调查意见之上，以防诱导现象的出现。

（四）三角测量法

三角测量法是指综合使用不同的研究理论、研究方法、研究资料和研究人员对特定问题进行分析研究的策略。在定量研究领域，三角测量法指的是通过采用不同的方法来测量同一研究对象，以检验测量工具的效度。在定性研究领域，三角测量法的作用更重要，是通过采用多元研究手段来拓宽研究视野，增加研究与分析的深度、广度以及维度。

Denzin 将三角测量法划分为四种。

（1）研究资料的多元结合：指结合使用来自不同渠道、在不同时间、空间、针对不同调查对象所收集的资料。

（2）研究者的多元结合：促使多个研究者观察和分析同一个研究对象，以避免单个研究者单方面观察和理解的片面性，从而提高研究的信度。

（3）研究理论的多元结合：指从不同的研究假设、观察角度和分析理论出发来观察和解释所研究的社会现象。可以通过六个步骤结合多元的研究理论：一是收集各种可能用来解释所研究现象的理论；二是开展实证调查，收集所需的数据和资料；三是将上述相关理论用来解释调查资料；四是筛选出不能解释所获得资料的研究理论；五是将能解释所获得资料的各种理论组成一个解释理论框架；六是将解释理论框架融合为一个系统性解释理论。本研究讨论健康信息行为和服务，正是对多个理论研究成果的多元结合。

（4）研究方法的多元结合：指结合使用不同的研究方法。这分为两种子类型：一是方法内的结合，采用同一类研究方法的不同测量量度来测量同一个问题；二是方法间的结合，指结合不同的研究方法来研究同一个问题。本书采用的是半结构化访谈和标准化调查问卷结合的方法，体现了定量研究和定性研究方法的结合。

关于质的研究和量的研究的结合模式有六大类，即探索式、推广式、深入式、交叉式、并列式和多元式结合模式。本书采用的是深入式结合模式，即在大样本范围内进行定量研究，并分析调查结果。然后在分析结果的基础上，有针对性地选出典型的案例进行个案研究或小样本访谈，以获得对定量结果的深入理解和解释。

从如何结合质的研究和量的研究各自得出的调查结果而言，一般分为趋同结果、互补结果和互异结果的结合模式。本书属于互补结果，质的研究结果是对量的研究结果的补充和深化，便于获得对研究问题更加全面的认识。

三角测量法的优势体现在以下五个方面：一是可以综合平衡单一研究方法的优缺点，减少测量或观察中可能出现的误差；二是结合多元的理论和资料，可以获得对研究问题更加详尽的认识；三是主张从多角度观察问题，更有可能获得对研究问题的整体性了解；四是有助于解决定量研究和定性研究分别在发展研究假设和验证研究假设方面的弱点，实现整体性的社会科学研究；五是更能满足社会现象复杂多面性对社会研究方法的要求。

综上所述，与单一的研究方法相比，三角测量法具有更大的认知潜力，有助于研究者克服单一研究方法的内在缺陷，提高分析的广度、深度以及维度。在信息行为研究中，会引起国内外学者的进一步关注和应用。

（五）统计分析法

审核、整理与汇总后，需要对调查所得的原始资料进行系统的统计分析，以揭示所包含的众多信息，从而得出调查结论。因此，统计分析在现代社会调查方法中至关重要。统计分析方法根据变量的数量可划分为单变量分析、双变量分析和多变量分析。

单变量统计分析可分为资料的描述统计和推论统计。描述统计旨在用简单概括反映大量数据资料的基本信息。其基本方法包括频数分布、集中趋势、离散趋势等。推论统计采用样本统计量对相应总体参数进行非确定性推测，包括参数估计和假设检验。参数估计涵盖点估计和区间估计。区间估计通过抽取样本构建适当区间，作为总体参数的估计范围。假设检验即验证总体参数假设的方法，常用方法有 t 检验、方差分析、X^2 检验和非参数检验。

双变量间的关系包括相关关系和因果关系。相关关系指一个变量变化导致另一个变量变化，可通过统计分析确定相关关系的强度，并进行 X^2 检验确保结果具有统计意义。因果关系指一个变量的变化导致另一个变量的变化，可以使用回归分析进行估计和预测。为了方便分析变量间关系，一般采用相对频数或百分比的交互分类表形式列出。

本研究开展了单变量、多变量的统计分析。同时，抽样调查也会用到方差分析、X^2 检验和回归分析等相关统计分析方法。

二、研究方案

（一）量性研究方案

1. 一般资料

本研究采用横断面研究设计。首先，笔者通过随机抽样的方式选择了中国华中地区郴州市的 6 个社区。然后，在 2021 年 4 月至 7 月期间，笔者联系了这些社区的管理人员，他们都表示愿意参与本研究。他们被指定为各自社区的代表，并负责社区与笔者研究团队之间的联系和合作。笔者使用方便抽样法从每个社区抽取了 120 名 60 岁及以上的老年人，并对他们进行了调查，使用了《中国居民健康信息素养自评量表》和自编的社会人口学调查表。参与者是由研究人员和社区工作人员组成的团队根据以下纳入标准分发传单招募的：年龄 ≥ 60 岁，居住在本社区超过 1 年，自愿参与本次研究。排除标准包括合并精神疾病或认知功能障碍、合并失语症或失聪、合并恶性肿瘤或意识障碍等。笔者总共发放了 720 份调查问卷，最终收回了 617 份，回收率为 85.69%（617/720）。

2.方法

（1）研究工具。

①一般资料调查问卷。一般资料调查问卷由研究者自行设计，问卷内容包括年龄、性别、受教育程度、宗教信仰、家庭收入、居住方式、慢性病患病情况、自理能力。

②健康信息素养评估。采用了《中国居民健康信息素养自评量表》评估社区老年人的健康信息素养水平。该量表包括基本情况、健康信息意识、健康信息获取能力、健康信息评价能力、健康信息利用能力和健康信息道德实践水平等 5 个维度，共 29 个条目。采用了 likert 5 级计分法，总分越高说明健康信息素养水平越高。该量表具有良好的效度和信度，克龙巴赫（Cronbach）α 系数 >0.75，重测信度为 0.67～0.79，见表 3-2。

表 3-2　调查问卷内容

题目	1 级指标	2 级指标
1～6题	基本情况	性别、年龄、收入、文化程度和健康状况等
7～9题	健康信息意识	需求意识、查找意愿、价值意识
10～11题	健康信息获取能力	获取途径、搜索策略
12～14题	健康信息评价能力	理解能力、辨认能力、判断能力
15～17题	健康信息利用能力	归纳整理能力、运用能力、分享能力
18～19题	健康信息道德实践水平	道德行为、道德意识

③可靠性评价。采用自制的可靠性评价表，评估了常见健康信息来源的可靠性。该量表包括信息收集和分析描述两个部分，以及所有条目的评分标准。

（2）调查方法。在进行调查前，所有调查人员需要接受培训，并通过考核。在调查过程中，需要向被调查对象解释调查的目的、注意事项和问卷填写方式，并保证隐私受到保护，征得他们的同意后发放问卷。在问卷填写过程中，需要及时解答遇到的问题。调查结束后，所有发放的问卷将当场收回，经过双人核查后录入电脑，以确保数据的准确性。

调查步骤如下所述。

（1）根据慢性病患者的疾病情况确定是否将其纳入研究对象，并向其详细介绍调查目的和研究意义，征得同意后发放问卷。

（2）问卷由慢性病患者本人填写，无法自行填写的老年人由家属或调查员提供必要协助。

（3）回收问卷，并剔除不合格和内容填写残缺的样本。

（4）在收集并整理好数据后，将数据录入统计分析软件 SPSS 23.0 进行数据处理。

3. 统计学方法

数据分析使用 SPSS 23.0。通过频数、百分比等统计指标描述社区老年人的基本情况及对各种健康信息获取渠道的可靠性评价。独立的两样本 t 检验及单因素方差分析用于比较年龄、性别、受教育程度的健康信息素养得分差异，随后采用多元线性回归来识别健康信息素养的影响因素，所有分析均将显著性水平设置为 0.05（双侧）。

（二）质性研究方案

1.研究工具

质性研究是指研究者在自然情境中，运用原始资料对被研究现象进行总体的实质分析，进而得出结论和理论的活动。就质性研究而言，扎根理论是非常重要的研究方法之一，其重点是先研究和分析，研究人员不提出理论假设，但从实际观察角度，获取并概括来自原始资料的经验，再上升到理论。由于这种方式可以直接将复杂而又抽象的知识转化成可操作的行动方案，因此被广泛应用于社会学等相关学科领域的实践之中。同时，扎根理论由于强调了在研究中全面收集原始资料，确保能得到反映真实现状的关键概念，然后根据概念间的联系，完成与之相对应的理论建设。

本研究在扎根理论的基础上采用了半结构化访谈来获取相关资料信息，即在研究开始时并没有详细的要求，仅在选择访谈对象和设置询问问题方面作了大致的要求，随后结合采访中的情况进行分析，而采访者可对采访过程及结构内容进行适当调整。因此，半结构化访谈也被称为半标准化访谈、自由访谈。半结构化访谈的优点是避免了单一流程的严肃氛围与提问方式的刻板化。在访谈中，访谈者可以根据被采访者的实际问答情况来加以引导，也可以事先拟定一份访谈提纲，提纲设置具体但有细化提问的空间，而且访谈的顺序不一定要严格按提纲顺序，可创造一种比较自在的气氛，用日常生活化的谈话方式来询问收集，从而帮助被采访者尽可能充分表达自己的观点和真实感受。因此，采访前与受访者进行简单的沟通与交流是很重要的，受访者是否信任采访者将决定整场访谈的质量。

本研究综合使用了上述两种方式，通过组织年龄在 60 到 80 岁区间的老年人进行面对面的访问交谈，获得原始材料，整个采访过程都备份了录音，确保访谈结果真实可靠。后续通过录音转文字的方式记录文字信息，并根据受访者的说话习惯对多余的信息进行增删，并在 NVivo11 软件上对相关数据进行分析。NVivo11 适用于定性研究方法中的数据处理，已经过学术界的长期检验并得到了研究人员一致认可，从多方面、多角度来看此软件适合作为本书的研究工具。

2. 访谈对象选择

由于本书的研究主题是数字医疗时代城市老年人健康信息获取行为影响因素，所以本书选取的研究对象为我国 60 岁以上有过健康信息获取行为的老年人。通过线下随机找寻，在老年人易聚集的地方，如小区、广场、公园等地点进行了线下访谈对象的选取，而且为保证研究深度与细致性，受访者接受深度访谈的地点并不一致。

除此之外，对于一些不方便线下访谈的对象，笔者进行了远程电话访谈，在访谈对象同意的情况下，通过简单的自我介绍之后，向老年人解释数字医疗技术的概念与其在生活中的应用，便开展了正式的访谈工作。由于条件限制，此次访谈的对象主要为河南省安阳市市区的老年人。笔者经过筛选选取了 13 位符合要求的老年人进行分析，最后选取了 10 位样本作为编码材料，另外 3 份用于饱和度检验。10 位受访者的年龄、学历、职业、收入等情况各不相同，为保证受访者性别比例合理，其中女性 5 位，男性 5 位。同时，为了保护受访者的隐私，文中涉及受访者的姓名时将以阿拉伯数字 01 ～ 10 作为名称编号。

访谈历时一个半月，从 2023 年 1 月初截至 2023 年 2 月中旬。访谈过程中涉及两名访谈人员，其中一名访谈者主要进行沟通和交流，另一名访谈人员做简单文字记录与问题补充，访谈全过程均在获取老年人的同意后以录音形式记录。经语音转文字整理获得的文件，是用来分析的终极样本。本研究以扎根理论方法作为主要研究手段，对老年群体进行了深入而广泛的调查和分析，并结合访谈结果形成了具有一定信度和效度的质性报告。通过对研究样本进行设置和对数据进行筛选，使接受访谈的对象都达到了既定要求。受访者基本信息如表3-3所示。

表3-3 被访老年人基本信息统计表

编号	性别	年龄	学历	职业	工作状态	居住情况	健康状况
01	女	72	小学	无	居家	与子女一起	较好
02	男	63	专升本	公务员	退休	与配偶、子女一起	良好
03	女	65	本科	教师	退休	与子女一起	较好
04	男	60	初中	工人	在职	与配偶一起	良好
05	女	64	高中	厨师	退休	与配偶、子女一起	一般
06	女	69	小学	清洁工	在职	与配偶一起	一般
07	女	61	本科	公务员	退休	与配偶、子女一起	优秀
08	男	68	大专	工人	退休	与子女一起	良好
09	男	75	本科	会计	退休	与配偶一起	较差
10	男	64	小学	保安	在职	与配偶一起	一般

第四节　老年人健康信息素养水平评估

一、社区老年人的基本情况

表3-4展示了617例参与者社会特征描述性统计，平均年龄

67.45 ± 10.06 岁（范围：60 ～ 85），其中大部分为 60 ～ 70 岁（58.51%）；
女性 315 例（51.05%），男性 302 例（48.95%）；超过 2/3 的参与者
是初中 / 高中学历 (63.86%)；无宗教信仰占 84.60%；接近 1/2 的家庭
年收入处于 3 ～ 5 万元的水平 (49.27%)；与配偶居住的占比最多，占
46.84%；超过一半的参与者报告患有慢性病（58.51%）；接近 2/3 的参
与者具备完全自理的能力 (64.34%)。

表 3-4　社区老年人的基本情况（*N*=617）

维度	分类	人数	构成比 /%
年龄	60 ～ 70 岁	361	58.51
	70 ～ 80 岁	232	37.60
	>80 岁	24	3.89
性别	女	315	51.05
	男	302	48.95
受教育程度	小学及以下	141	22.85
	初中 / 高中	394	63.86
	高中以上	82	13.29
宗教信仰	有	95	15.40
	无	522	84.60
家庭年收入	<3 万元	215	34.85
	3 ～ 5 万元	304	49.27
	>5 万元	98	15.88
居住方式	独居	191	30.96
	与配偶居住	289	46.84
	与子女居住	137	22.20

维度	分类	人数	构成比 /%
慢性病患病情况	患病	361	58.51
	未患病	256	41.49
自理能力	完全自理	397	64.34
	部分自理	220	35.66

二、不同人口学资料社区老年人的健康信息素养得分比较

为了更直观地展示本次调查的结果，进行了百分制处理。健康信息素养得分 <60 分有 519 人，占比 84.12%（519/617），其余 98 人中，最高分均未超过 75 分，由此可见我市社区老年人群的健康信息素养总体水平偏低。同时本研究对象的 HIC 得分（*mean*=72.63，*SD*=18.54）高于其他 4 个维度，而 HIS 得分（*mean*=41.65，*SD*=14.16）最低。

不同受教育程度、家庭年收入、居住方式、慢性病患病情况的老年人健康信息素养各维度得分以及总分比较有明显差异（$P<0.05$）；不同宗教信仰、自理能力老年人健康信息素养各维度得分以及总分比较无明显差异（$P>0.05$）。不同年龄、性别老年人 HIC、HIS、HIE、HIA 维度以及健康信息素养总分比较差异有统计学意义（$P<0.05$），但 HIM 维度比较无明显差异（$P>0.05$），见表 3-5。

表 3-5　不同人口学资料社区老年人的健康信息素养得分比较（$x\pm s$）

分类 维度	例数	维度					
		HIC	HIS	HIE	HIA	HIM	HIL
总分	617	14.14 ± 2.17	23.03 ± 4.62	15.72 ± 2.25	11.27 ± 2.73	11.71 ± 1.53	75.87 ± 9.85
年龄							
60 ～ 70 岁	361	14.62 ± 2.31	24.06 ± 5.72	16.12 ± 2.28	11.82 ± 2.91	11.79 ± 1.75	78.41 ± 10.69

续　表

分类 维度	例数	维度					
		HIC	HIS	HIE	HIA	HIM	HIL
70～80岁	232	13.54±2.26	22.31±5.67	15.23±2.21	10.46±2.74	11.53±1.68	72.97±11.47
>80岁	24	12.79±1.82	20.06±2.94	14.54±1.86	10.91±1.46	12.03±1.57	70.33±6.43
	F/P	20.33/<0.001	10.85/<0.001	14.64/<0.001	16.81/<0.001	2.07/0.126	21.16/<0.001
性别							
女	315	14.86±2.43	24.53±2.87	15.86±2.49	11.64±2.83	11.53±1.69	78.42±10.72
男	302	13.14±2.13	22.14±5.14	14.37±2.21	10.53±2.73	11.98±1.67	72.16±9.87
	t/P	9.334/<0.001	7.091/<0.001	4.636/<0.001	4.955/<0.001	0.369/0.712	7.405/<0.001
受教育程度							
小学及以下	141	13.43±1.85	19.65±4.14	14.35±1.76	9.73±2.95	11.42±1.73	68.58±8.76
初中/高中	394	12.94±2.25	23.43±3.85	14.45±2.42	10.53±2.53	11.38±1.41	72.13±8.94
高中以上	82	14.67±2.36	26.71±5.41	16.03±2.51	11.87±2.67	11.97±1.49	81.25±9.45
	F/P	43.88/<0.001	80.42/<0.001	17.45/<0.001	16.88/<0.001	5.32/<0.005	52.81/<0.001
宗教信仰							
有	95	14.03±1.53	23.41±2.24	15.82±1.53	11.03±1.56	11.98±1.15	76.27±9.64
无	522	14.22±1.58	23.01±2.21	15.69±1.52	11.45±1.58	11.43±1.17	76.02±8.94
	t/P	1.108/0.268	0.647/0.517	1.032/0.302	1.023/0.307	1.152/0.249	0.476/0.635
家庭年收入							
<3万元	215	13.06±1.85	20.52±4.63	14.27±2.23	9.89±2.86	11.53±1.82	69.27±9.42
3～5万元	304	13.43±2.25	23.31±5.13	15.67±2.18	11.38±2.64	11.14±1.63	74.93±9.87
>5万元	98	14.86±2.38	25.87±5.94	15.97±2.84	13.53±2.58	11.85±1.34	82.08±12.12
	F/P	24.41/<0.001	40.69/<0.001	24.05/<0.001	62.03/<0.001	7.88/<0.001	52.22/<0.001
居住方式							
独居	191	13.16±1.82	21.03±2.43	14.76±1.65	9.21±2.03	10.13±1.53	68.29±9.21

续 表

分类维度	例数	维度					
		HIC	HIS	HIE	HIA	HIM	HIL
与配偶居住	289	14.82 ± 1.96	23.06 ± 2.96	15.94 ± 1.72	10.35 ± 2.46	11.25 ± 1.67	75.42 ± 9.67
与子女居住	137	15.73 ± 2.24	24.74 ± 3.41	17.25 ± 2.06	11.79 ± 2.58	12.45 ± 1.89	81.96 ± 10.15
	F/P	53.48/<0.001	66.57/<0.001	78.29/<0.001	47.71/<0.001	79.11/<0.001	81.83/<0.001
慢性病患病情况							
患病	361	13.47 ± 2.31	22.19 ± 5.34	15.17 ± 2.05	10.82 ± 2.65	11.47 ± 1.65	73.12 ± 9.54
未患病	256	15.62 ± 2.43	24.06 ± 5.62	16.43 ± 2.36	11.97 ± 2.71	12.18 ± 1.74	80.26 ± 10.05
	t/P	8.754/<0.001	6.541/<0.001	5.613/<0.001	4.782/<0.001	5.669/<0.001	7.351/<0.001
自理能力							
完全自理	397	14.29 ± 2.24	23.14 ± 5.35	15.91 ± 2.16	11.07 ± 2.69	11.86 ± 1.74	76.37 ± 9.73
部分自理	220	13.26 ± 2.21	22.98 ± 5.31	15.12 ± 2.14	10.82 ± 2.62	11.71 ± 1.71	73.89 ± 9.64
	t/P	1.761/0.079	0.245/0.806	1.879/0.061	1.116/0.265	1.032/0.303	1.644/0.101

三、社区老年人的多元线性回归分析

以社区老年人健康信息素养总分作为应变量，以表3-5中临床相关资料（年龄、性别、受教育程度、家庭年收入、居住方式、慢性病患病情况）作为自变量进行多元线性回归分析。多元线性回归分析结果显示，年龄、性别、受教育程度、家庭年收入、居住方式、慢性病患病情况均是社区老年人健康信息素养的影响因素（$P<0.05$），见表3-6。

表3-6　社区老年人健康信息素养的多元线性回归分析

因素	回归系数	标准误	标准化回归系数	t	P
常数	0.903	0.301	—	23.152	<0.001

续　表

因素	回归系数	标准误	标准化回归系数	t	P
年龄	−0.859	0.286	−0.341	18.439	<0.001
性别	−0.796	0.265	−0.296	17.065	<0.001
受教育程度	1.034	0.345	0.384	22.036	<0.001
家庭年收入	0.947	0.316	0.327	20.145	<0.001
居住方式	0.912	0.304	0.296	19.874	<0.001
慢性病患病情况	0.982	0.327	0.356	21.335	<0.001

可靠性评价结果显示，调查对象对获取健康信息的不同途径的可靠性评价有较大差异，可靠性由高到低依次为咨询医生（90.28%），电视健康节目（69.37%），亲朋好友（54.13%），书籍报纸（49.43%），互联网（8.59%），医药广告（7.29%），见表3-7。

表3-7　常见健康信息源的可靠性评价 [n(%)]

变量	常见健康信息源					
	亲朋好友	咨询医生	互联网	医药广告	电视健康节目	书籍、报纸
可靠	334（54.13%）	557（90.28%）	53（8.59%）	45（7.29%）	428（69.37%）	305（49.43%）
不清楚	226（36.63%）	39（6.32%）	465（75.36%）	139（22.53%）	106（17.18%）	236（38.24%）
不可靠	57（9.24%）	21（3.4）	99（16.05%）	433（70.18%）	83（13.45%）	76（12.33%）

注：表中数字为人数和占比。

四、社区老年人健康信息素养调查结果分析

（一）健康信息意识

在"需求意识"方面，由于患有慢性疾病，大部分老年人对与自身状况相关的健康信息非常关注。在"查找意愿"方面，多数老年人虽然主动寻找所需健康信息，但意识较为薄弱。通过访谈了解到，他们避免查找健康信息的主要原因包括"专业性强的信息难以理解，也不愿为子女增加负担"以及"频繁被推销奇效保健品，导致对健康信息的信任度下降"。在"价值意识"方面，大多数老年人认识到健康信息的重要性，意识到保持身体健康是必要的，而且要关注心理健康和社会适应能力，见表3-8。

表3-8　健康信息意识调查问卷内容

1级指标	2级指标	具体测试项	人数	百分比（%）
健康信息意识	需求意识	了解自己的健康信息需求并能够清楚表达出来	497	80.55
	查找意愿	能够主动查找所需健康信息	350	56.72
	价值意识	了解健康信息的重要性	398	64.51

（二）健康信息获取能力

在"获取途径"方面，只有少数老年人了解到了3分及以上的渠道，大部分人对如何获取健康信息资源并不熟悉。他们获取途径相对单一，主要集中在医院或各级卫生健康委员会官网，少部分人会关注与健康信息相关的微信公众号，但不愿意参与与医护人员的在线沟通等。在"搜

索策略"方面，只有少数老年人了解到了 3 分及以上。大多数受访者的搜索策略单一，只浏览排名靠前的搜索结果并且重复访问，这导致了健康信息查全率和准确率的降低。见表 3-9。

表 3-9　健康信息获取能力调查问卷内容

1 级指标	2 级指标	具体测试项	人数	百分比 (%)
健康信息 获取能力	获取途径	了解获取健康信息的途径并保存常用健康信息网站	227	36.79
	搜索策略	了解自己的健康信息需求并制定有效搜索策略	213	34.52

（三）健康信息评价能力

在"理解能力"方面，只有少数老年人了解到了 3 分及以上。他们对于用药安全知识、药物储存知识、药物副作用等了解不足，健康信息储备不足，影响了他们对健康信息的处理和利用。在"辨认能力"方面，只有少数老年人了解到了 3 分及以上，大部分人对于辨别健康信息来源是否可靠的认识比较模糊。通过访谈了解到，他们很少关注网页是否带有"广告"标识，而是直接打开对话弹窗进行交流，也不注意网站末尾的备案信息及网站信息发布时间。在"判断能力"方面，近一半的老年人了解到了 3 分及以上，能够通过多种途径判断信息真实性和对自身的效用。他们会通过咨询专业人士、查找权威资料、检索同一主题下的不同健康信息内容进行综合分析，以了解信息的真实性和对自身的效用。少部分老年人思想保守，对民间偏方深信不疑，缺乏科学判断，不愿意接受新的健康信息知识。见表 3-10。

表 3-10　健康信息评价能力调查问卷内容

1级指标	2级指标	具体测试项	人数	百分比 (%)
健康信息评价能力	理解能力	看懂药物说明书、理解医嘱	249	40.36
	辨认能力	辨认健康信息来源是否可靠	202	32.74
	判断能力	判断健康信息正确性及是否对自己适用	288	46.67

（四）健康信息利用能力

在"归纳整理能力"方面，归纳只有少数老年人了解到了3分及以上，他们能够将获取的健康信息进行归纳整理，便于后期利用和分享。在"运用能力"方面，不到半数老年人了解到了3分及以上，能够运用健康信息资源进行自我管理，养成良好的生活习惯，如通过对养生类健康信息的整理学习，能够在选择食物时考虑其寒热特性和自身体质等。在"分享能力"方面，多数老年人了解到了3分及以上，愿意分享对自身有帮助的健康信息。但是也有少部分人由于年龄增长，记忆力和理解力下降，有些健康信息专业性太强，无法分享。见表3-11。

表 3-11　健康信息利用能力调查问卷内容

1级指标	2级指标	具体测试项	人数	百分比（%）
健康信息利用能力	归纳整理能力	将获取的健康信息进行归纳整理	127	20.58
	运用能力	对获取的健康信息进行利用	264	42.79
	分享能力	分享健康信息	436	70.66

（五）健康信息道德实践水平

在"道德行为"方面，多数老年人了解到了 3 分及以上，他们具有隐私保护意识，如不随便告知个人信息、不同意授权第三方网站登录等。同时，他们注意保护他人隐私，不随意谈论他人病情、翻看他人手机内容等。在"道德意识"方面，约半数老年人了解到了 3 分及以上，他们了解健康信息相关法律法规，保护信息安全。见表 3-12。

表 3-12　健康信息道德实践水平调查问卷内容

1 级指标	2 级指标	具体测试项	人数	百分比 (%)
健康信息道德实践水平	道德行为	保护个人及他人健康信息隐私	402	65.15
	道德意识	了解健康信息相关法律、法规	297	48.14

五、讨论

相关研究表明，健康信息获取能力与评价和应用能力密切相关。结合本书的研究结果，社区老年人的健康信息获取能力得分最低，建议社区从获取能力方面入手，制定针对性的健康教育方案，组织老年人集中学习，并提供技术帮助，为提高老年人的健康信息评价和应用能力做好准备，循序渐进，最终实现预想目标。

老年群体在新兴技术的使用上确实存在劣势，应在保持积极心态的基础上，学习和掌握健康信息获取、评价和应用方法，如通过官方网站获取健康信息，使用正规在线问诊等平台解决健康问题。另外，社区可以定期举行健康知识普及活动，子女也应给予长辈良性引导，帮助他们更好地接触健康信息。

多元线性回归分析结果表明，年龄、性别、受教育程度、家庭年收入、居住方式、慢性病患病情况均是社区老年人健康信息素养的影响因素。随着年龄增长，健康信息素养水平逐渐降低，缺乏学习和接受新事物的精力，导致健康信息获取受限，呈现较差状态。此外，女性的健康素养高于男性（$\beta=-0.296$，$P<0.001$），可能因为她们在家庭中扮演照护者角色，会更积极地获取健康信息。受教育程度低的人群健康信息素养水平也较低，而家庭年收入低的人群则因为忙于生计而对健康信息关注不足。独居老年人的健康信息素养水平较低，而与子女同住的老年人则因子女的照顾而拥有较高的健康信息素养。针对这些发现，老年群体应保持积极心态，注重心理健康和社会舆论的影响，而子女和社区则应关注老年群体的健康信息素养水平，加强对重大突发公共卫生事件的重视，并采取预防措施。同时，应鼓励老年人通过多种途径获取健康信息，如参与健康主题的讨论、阅读健康类书籍等，以提升其健康信息素养水平。

研究结果显示，有90.28%的老年人认为向医生咨询具有较高的可靠性。这表明大多数老年人将医生视为可信赖的健康信息来源。此外，其他研究表明，互联网作为传播健康信息的重要途径，有助于个体增加对自身健康情况的了解，提高健康信息素养水平。然而，仅有8.59%的老年人认为互联网具有可靠性。可能是因为老年群体接受进一步教育的机会较少，缺乏对互联网的认知，以及无法从中获取正确的健康信息。因此，有必要培养老年人通过多种途径获取健康信息的能力，促使他们在日常生活中主动积累健康信息，如购买健康类书籍、参与健康主题的讨论等。在发生重大公共卫生事件时，应增加对相关健康信息的关注，并积极寻求周围的帮助，以提升自身健康知识水平。

　　综上所述，社区老年人群健康信息素养总体水平偏低，容易受到多种因素的干扰。需要重点从健康信息的获取、评价、应用能力方面构建健康教育内容，并制定针对性的干预方案，促使老年人重视自身健康信息素养的提升，从意识和行动上做出改善，这对提高诊疗依从性，降低治疗成本，缓解社会医疗压力均具有积极的现实意义。

第四章
数字鸿沟视角下老年人健康信息获取研究

第一节　老年人数字鸿沟的现实挑战

当前，我国正经历科技进步和社会变革的双重变迁，人口老龄化和数字化相互交织，人口老龄化速度不断加快，而数字化进程日新月异。数字化进程与人口老龄化进程相互交织，有利有弊：一方面，数字化有助于老年人群通过互联网快速融入社会，改善老年人生活质量，缓解老年人心理焦虑，进而增加积极老龄化和健康老龄化的双重红利；另一方面，快速的数字化进程也给很多老年人群带来了"数字鸿沟"，在日常生活、社会参与等方面带来了不便。消除老年人"数字鸿沟"不仅有助于营造对老年人友好的社会环境，还能给我国的人力资本、数字素养、乡村振兴、数字经济等带来新的发展机会。

移动互联网的普及促使数字社会加速到来，同时催生了大量的"数字弃民"。这一词指代因为种种原因被数字化空间排斥的群体。各代人之间的数字鸿沟非常明显，并随着年龄的增长而增加，这被称作"灰色数字鸿沟"。也因此，出生于数字时代之前的老年人群体，往往是研究者先关注到的"数字弃民"。老年人面对高度数字化的出行、消费、就医等日常生活事项，会感到无所适从。老龄化与数字化相向而行，造成看似欣欣向荣的数字社会中的一个困境：首先，随着人口老龄化，许多老年人发现自己在社会上被孤立，往往会造成危及生命的后果。其次，本来数字化技术可以用来帮助老年人打破孤立，然而恰恰是这个群体在访问互联网的手段和能力方面落后于社会其他人群。新冠大流行使过去几十年来这两个已经令人不安的趋势变得更加明显。弥合这方面的数字鸿沟不再是一种奢侈，而成为一种必需。

一、使用隔阂：数字技能上的差异

Jan van Dijk 认为，"心理接入"只是老年人等弱势群体中的一种暂时现象，公众舆论和公共政策或许更应关注"物质接入"，但即便每个人都拥有了电脑并连接到互联网，数字技术上的信息不平等问题仍然存在。基于此，Jan van Dijk 提出了另外两种"接入"方式："使用接入"和"技能接入"。"使用接入"是指因缺乏重要使用机会或使用机会不均等而导致数字技能的缺乏，"技能接入"是指因用户界面不友好、教育和社会支持不足而导致数字技能的缺乏。这两种接入方式造成了数字技能水平上的差异，从而产生了"使用隔阂"。

老年人在"使用隔阂"方面主要存在"三少"现象：一是老年人使用数字设备的数量较少。老年人对数字技术的接受程度与其使用数字设备的数量呈正相关。显然，老年群体对数字技术的接受程度远低于年轻人，因此，他们使用数字技术的比例也较低。据中国互联网络信息中心（CNNIC）2022 年 2 月发布的第 49 次《中国互联网络发展状况统计报告》显示，截至 2021 年 12 月，我国 60 岁及以上的老年网民规模达到 1.19 亿，占网民总数的比例为 11.5%，老年人上网的普及率为 43.2%。

这一数据展示了互联网向老年群体渗透所取得的良好成效。然而，我们不能忽视的是，老年群体在互联网上的接入率仅为 11.5%，仍有超过一半的老人仍处于"断网"状态。其次，老年人使用数字设备的时间较短。CNNIC 最新统计报告显示，我国网民平均每周上网时长为 28.5 个小时。尽管很难有具体的数据反映老年群体的上网时长，但从地铁上的"低头族"多为年轻人、深夜"网抑云"也是年轻一代的现象，可以推断老年人使用数字设备的时间远少于年轻人。再者，老年人对数字设备功能的掌握较少。根据 CNNIC 的统计，老年网民对于出示健康码、购买生活用品和查找信息等网络活动有一定的独立完成能力，但对于出行打车、交通订票和医院挂号等功能，独立完成的能力相对较弱。

与老年人这一代"数字移民（Digital Immigrants）"相比，年轻人被贴上"数字土著（Digital Natives）""互联网原生代"等标签，他们在数字技能方面更熟练。数字技能主要包括工具技能、信息技能和战略技能。总体而言，年轻人受教育程度更高，更倾向于信息导向型地使用数字设备，能够积极主动地运用高级数字技术，因此受益更多。相比之下，老年人更多地限于基本功能的使用，如即时通信、网络视频和网络支付等常见应用。可以预见的是，随着数字技术的发展，"心理接入""物质接入"和"使用接入"的代沟将逐渐消失，但"技能接入"的差距将引发老年数字鸿沟中的第三道障碍——"知识沟"。

二、知识沟：数字信息获取上的差距

知识沟，指的是不同人群对数字技术的使用差异导致的信息获取差距。即使接收到相同的信息，不同的受众对其理解和处理效率也会有所不同，因此获得的知识量也各不相同。接入沟、使用沟和知识沟这三种数字鸿沟既相互区别又相互关联，并且呈层层递进的趋势。换句话说，接入沟和使用沟的存在必然导致知识沟的产生，而知识沟直接影响了老年人在数字社会中的生存和发展。

在同辈之间，老年群体因为背景不同而呈现出主体差异性。例如，不同社会角色上网的目的迥然不同：教师上网浏览新闻，获取工作相关信息；工人上网更多地使用下沉式娱乐应用，如快手、抖音；农户则在"互联网＋农业"的驱动下利用电商平台销售农产品，增加与消费者的互动，实现互利共赢。可见，不同的使用目的使得不同的主体获取的信息也不同，从而产生了不同的效用和价值。此外，还应考虑到网民在不同年龄段、不同地区、不同生活状态下信息获取的差异，这进一步加深了知识沟，即知识沟的产生是多种因素综合作用的结果，包括职业特征、经济能力和个人爱好等。

在代际之间，长幼两辈对互联网的应用呈现出很大差异。年轻人对新知识的接受度高，思维敏捷，创新能力强，能够利用互联网获取有效信息，并及时解决问题。相比之下，老年人对新知识的接受度较低，思维较为缓慢，创新能力相对较弱，呈现出明显的"一高一低""一快一慢""一强一弱"的差异。而不断加深的代际知识鸿沟，引发了更多问题：一是网络语言与传统语言的代际差异使父辈陷入感知隔离地带。年轻人在网络表达中形成了独立的话语体系，并渗入其日常生活，这样难免会使生活在非网络世界的老年人产生与时代脱节的感觉。二是在网络信息获取能力上的差异，动摇了父辈作为知识主体的地位。年轻人在互联网上获取的各种知识、时事、观念等，与老年一代在这些方面所带有的传统性和地域性相比，不仅具有时代性，还具有世界性和全球性。年轻人成为数字时代的"信息富人"，而老年人却沦为"信息穷人"，且两者呈现出强者愈强、弱者愈弱的趋势，年轻人借此消解了父辈的知识主体地位。

第二节 老年人数字鸿沟的形成逻辑

老年人数字鸿沟的形成逻辑总体而言可归结为内外两大因素：从外部视角来看，是数字技术的应用深入；而从内部来看，是数字技能较为匮乏。

一、外部原因：数字技术的广泛应用

随着当前经济社会的持续发展，数字技术被广泛应用。近年来，我国积极推动 5G 技术、物联网、云计算等新型基础设施建设，大力发展人工智能等关键产业。数字技术在出行、医疗、消费、娱乐、办公等方面得到应用。同时在当下环境中，各类组织部门纷纷尝试开拓线上运营模式，个人用户也需要通过网络设备获取及时信息。然而，线上运营模式不可避免地需要"机器介入"，这使得作为数字弱势群体的老年人成为利益受损者之一。老年人不得不花费更多时间与数字产品打交道，但并不一定能够最终解决他们的需求。

大数据成为社会治理的重要工具。在大数据时代，数据化意味着将以前不可见的过程或活动转化为计算机化的数据，并对这些数据进行跟踪、统计和分析，为新价值的产生提供基础。政府机构通过电子办公提高了行政效率，医疗机构建立了电子病历存储信息以优化治疗决策，零售行业利用电商平台实现了用户市场的细分，自媒体行业将浏览量转化为广告收入。数字技术将行为数据化，并将数据转化为新的价值形式。

然而，在实施这些数字设备时，各类组织部门失去了部分老年用户有效数据，造成了数字鸿沟的进一步加深。

随着数字技术在各个领域的飞速渗透，产品设计和研发明显偏向年轻用户，对老年群体的需求有所忽略。现代数字产品主要关注年轻用户的市场需求，却很少考虑老年人的使用需求和生活习惯，导致适合老年人的数字产品匮乏，让老年人觉得数字化增加了生活的复杂性，并慢慢感到与社会有所脱节。

二、 内部原因：数字主体的技能不足

作为数字技术的使用主体，老年人的数字技能水平低是数字鸿沟问题的根本原因。由于数字产品的"接入权"存在隐性要求，老年人面临着"数字障碍"，网络安全隐患引发了"数字恐惧"，还有从现实到虚拟空间的过渡引发了"数字排斥"，老年人学习能力下降引发了"数字健忘"，这些因素共同构成了老年人数字鸿沟的严峻形势。

（一）数字产品"接入权"的隐性要求导致"数字障碍"

尽管数字产品在架构上似乎对所有用户开放，但实际上"接入"数字产品需要一定的经济、文化和技术要求。一些老年人受教育程度较低，存在识字困难和打字困难，这也使得他们学习操作数字产品非常困难。在农村地区，部分老年人甚至不识字，经济条件不足、文化水平低等，这使他们接入互联网时面临现实障碍。

（二）网络安全隐患催生"数字恐惧"

尽管数字技术给人类社会带来了许多好处，但技术乌托邦主义的推崇也应受到批判。现今，数字技术对个人生物信息的使用越来越广泛，如指纹解锁、声音识别、刷脸支付等，这些技术对个人隐私的侵犯程

度比传统的身份证信息和密码信息更高。例如，朋友圈晒图等可能被不法分子用于解锁手机或进行支付，导致个人隐私泄露和财产安全受到威胁。由于老年用户对网络的认识较低，更容易成为网络安全隐患的受害者，而这些安全隐患导致了老年人对数字技术的恐惧，使他们不敢使用数字技术。

（三）从现实世界到虚拟空间的过渡引发了"数字排斥"

数字技术的普及让人类社会的众多劳动成果从有形转变为无形。以移动支付为例，曾经手中的纸币被无形的数字货币所取代，这种转变带来的"不真实感"和"不信任感"加剧了老年人对数字产品的排斥心理。此外，老年人习惯于传统的生活方式和习惯，将其视作存在的一部分，从中获得存在的价值感。然而，当传统的亲访、团聚被"云聚会"取代，当远程约会被视频通话替代，当手中的报纸被电子屏幕所取代，老年人的精神世界的价值观逐渐被削弱。他们表面上抗拒"学习"，实际上是在捍卫着生活意义的底线。对从现实世界到虚拟空间过渡的难以适应引发了老年人的"数字排斥"。

（四）老年人学习能力下降导致了"数字健忘"

从人与自然的关系来看，学习能力具有强烈的"实践性"。如果将学习看作人适应环境、改造客观世界、实现自我生存和发展的必要手段，那么学习能力就成为人生存和发展过程中必备的能力。然而，学习能力并不是独立发展的，它受到个体生理因素的限制。根据刺激—反应学习理论，人的学习能力的发展与人的动物性密切相关，这里的"动物性"指的是人的生理发展规律。换句话说，人的生物学因素是人学习能力发展的重要基础和现实因素。另外，学习能力具有"最佳时期"的特点。对于技能的学习要重视最早期限和最晚期限，如果错过了学习某项技能的最佳时期，那么学习投入就有可能事倍功半。随着年龄的增长，主体机能必然会发生一定程度的退化，导致记忆力和智力下降，因此老年人在学习使用数字产品时频繁出现"学得慢""步骤混淆""第二次用就不会了""过段时间又忘记了"的现象。逾期的"最佳学习时期"与主体机能退化共同导致的"数字健忘"，成为老年人无法学会使用数字产品的原因。

第三节　老年人数字鸿沟的弥合对策

老年人"数字鸿沟"在各个国家的表现具有相似性，但是根据经济发展水平的不同，各国采取的弥合措施有所差异。欠发达国家和地区着重于基础设施的补足和建设，发展中国家着重于数字化转型和设备普及，发达国家则以积极老龄化（active aging）为理念，通过主动推进而非被动弥补的方式，推进数字包容（digital inclusion）、适老化（elderly-oriented）和智慧养老（smart senior care）等理念在数字社会中的实现。联合国 2021 年国际老年人日的主题是"全部年龄段的数字公平"，呼吁关注老年人有意义地访问和参与数字世界的权利，并强调不应剥夺老年人享受技术进步所带来的机会和红利的权利。

一、全面推进数字适老化

目前，所谓的"适老化"改造仅仅局限于放大字体，并没有对操作流程、适应程度及使用习惯等方面进行根本性的改造。尽管许多老年人精通技术，但作为一个群体，绝大多数仍落后于年轻人。美国皮尤研究中心的调查发现，65 岁以上的人中只有 73% 使用互联网，而 75 岁及以上人群互联网使用更加有限。就连在集中了众多高科技公司的加利福尼亚，老年人自己家中的互联网接入也受到限制：65 岁及以上的老年人中只有 69% 拥有宽带接入，而对于 75 岁或以上的老年人，这一数字下降至 58%。对于没有家庭宽带接入的老年人来说，如果他们无法前往图书馆和社区中心，就等于消除了互联网使用和社交参与的选择。

二、主动拥抱数字化产品

数字化参与已成为社会参与的主要方式之一，需要确保每个人都被囊括其中。也正因此，对老年人的数字排斥构成一个令全社会深感不安的问题。有关数字排斥的三个基本判定老年人中社会孤立现象的蔓延是有据可查的。美国疾病控制中心将孤独和社会孤立描述为"严重的公共卫生风险"。接近 25% 的老年人被认为处于社会孤立状态，这会增加过早死亡的风险，与吸烟、肥胖和缺乏运动的风险相当。现在老年人的寿命比 20 年前要长，但与上一代人相比，他们更有可能独居，而且参与社会活动的程度也低得多。南开大学老龄社会治理战略研究中心联合中国老龄产业协会发布的《城乡老年数字素养差异调研报告》显示，近三成受访乡村老人"怕"使用智能手机，不敢使用的三大理由分别是"怕麻烦别人""怕被骗""怕不安全"。在数字化时代，老年人主动使用、大胆尝试数字化产品。我认为，主动使用数字化产品要有"年轻态"。同时需要基层政府和基层自治组织开展经验交流、互助帮扶，利用好老年学校、志愿服务活动引导老年人学习使用智能手机，让老年人体会到其便利性，从而激发学习的内生动力。

三、提高老人的数字素养

由于历史原因，我国尚有很多受教育水平不高的老年人群。七普数据显示，60 岁及以上老年人口中有 3099 万没有上过学，占全部老年人口的 11.7%，占全部文盲人口的 82%。也就是说 10 个老人就有 1 个老人没有上过学。现在小学文化的老年人口占全部老年人口的比重为 46.5%，大学及以上学历的不到 4%。所以整体上制约了当前老年人口的数字化素养水平。例如，许多老年人的视力下降与年龄相关，这可能是阻止他们使用技术的重要因素，在与其他障碍（例如，缺乏动力和上网技能）相结合的时候，更加剧了这种状况。要加强老年教育资源供给，支持多样化的老年大学、社区学校及志愿活动组织开设老年数字素养相关专业和课程，加强对老年人的培训和帮扶。

四、充分发挥社会力量

数字化时代要充分发挥市场机制作用，提供多元化数字产品和服务。向不熟悉技术的老年人传授他们所需的工具是一项高接触性的工作，这需要互联网服务提供商、科技公司（既设计易于使用的设备，也能提供"老龄"折扣）和为老年人服务的组织之间展开合作，设计一些项目让年轻人参与帮助老年人上网。老年人的记忆力随着年龄增长逐渐衰退，加之青壮年家庭成员大多外出务工，无人引导老年人使用智能设备。这就需要基层政府和基层自治组织展开经验交流、互助帮扶，利用好老年学校、志愿服务活动引导老年人学习使用智能手机，让老年人体会到其便利性，从而激发学习的内生动力。可在社区及村镇设立"独居老人智能服务"志愿服务站，设立专项资金，支持智能服务型社会组织建立志愿服务团队，为独居老年人开展专业的技术助老服务。定期评估政府有关部门及社会组织就独居老年人使用"基层智能助老"服务的成效，调查服务使用情况及困难，加强独居老年人服务相关信息系统建设。可动员社区、村镇、各级各类学校协助独居老年人融入智能生活，开展多种形式针对独居老年人的智能生活主题活动。

五、推动数字城乡融合发展

推动老年人参与数字化，需要同时考虑城乡差别。2021 年 12 月 12 日，国务院在《"十四五"数字经济发展规划》的第 7 条第 3 款中首次提出"推动数字城乡融合发展"。据统计，国内城市的数字化覆盖率领先于乡村 20% 以上，直辖市、省会城市的数字化指数又领先多数地级市达 20 分以上，这意味着全国老龄人口使用数字基础设施的便利度呈现同心圆式衰减，即从少数发达城市的核心地带向边缘地带逐步变弱。比如，2019 年北京市建成市级指导、区级统筹、街乡落实、社区连锁的智慧养老服务体系，相关服务设施在以西城区为首的主城区的覆盖率高达 80%，在毗邻河北省的远郊区的覆盖率却径直下跌到 15% 左右——也就是说，设施数量分摊到每个社区仅有 0.2 个左右。因此，跨区域联合推动数字城乡一体化，构成了数字基础设施全面转向适老化改造的大前提。

第四节　数字鸿沟视角下老年人健康信息获取困境

在数字鸿沟和老年健康信息获取之间的理论联系中，尽管信息公平对于老年人健康信息的获取具有重要的积极作用，但要实现老年人健康信息获取、信息渠道、信息利用的公平公正，仍然需要解决多方面的现实困境。老年健康信息获取的现实困境主要源于信息意识的淡薄、技术能力的差异、资源分配的失衡以及社会关注的缺失。因此,本书提出了数字鸿沟视角下老年人健康信息获取的实践策略(见图4-1)。

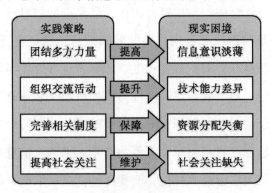

图4-1　老年健康信息获取现实困境与实践策略

一、信息意识淡薄导致信息获取困境

老年人群体处于社会的弱势地位,由于身体原因和生长环境的差异,对健康信息的反应能力较弱,无法及时获取所需的健康信息,难以保证健康信息获取的公平,从而引发信息获取困境。老年人对健康信息的敏感度较低,根源在于其对自身健康信息的需求相对模糊,难以获得亟须的健康信息。如今,老年人获取健康信息的渠道日益多样化,但他们并不清楚哪些信息是所需的,且对这些健康信息难以进行筛选,导致信息获取困境。提高老年人的健康信息意识有助于深入挖掘他们对自身健康信息的需求,帮助老年人更好、更主动地获取所需的健康信息,以维护自身的信息权益。在信息时代,提高老年人的健康信息意识能够打破老年人被动接收健康信息的传统模式,使更多真实、准确的健康信息能够传达给老年人,为他们提供更好的健康信息服务,缓解老年人的数字鸿沟问题，推动整个社会营造信息公平的环境。

二、技术能力差异造成信息获取困境

在现代信息社会中，与年轻人相比，老年人的信息技术使用能力明显较弱，无法及时获取和利用相关的健康信息，满足自身的健康需求。老年人群体内部存在着因受教育程度、职业背景等原因而导致的信息技术应用能力差距。对于受教育程度较高或拥有相关职业背景的老年人来说，通过电子设备、互联网等获取高质量健康信息相对简便。但是对于受教育程度不足、没有相关职业背景的老年人来说，信息技术应用能力的差距使得他们无法通过多样化、便捷化的信息获取渠道获取所需的科学、高质量的健康信息，更不用说有效地利用这些信息。因此，要维护老年人的健康信息公平，就必须解决老年人信息技术应用能力较弱的问题，需要采取相关措施来提高老年人的信息技术应用能力。

三、资源分配不均导致信息获取困境

在老年人的视角中，信息公平的核心在于保障老年人在健康信息获取、内化和利用等方面的公平、公正和公开。然而，在现实社会中，老年人健康信息获取无法获得公平保障的一个主要难题是资源分配的不均衡。资源分配的不均衡不仅指信息资源的不均衡分配，还包括人才、资金、基础设施等方面的不均衡分配。目前我国各地区的经济水平存在明显差异，因此信息资源的分配也存在较大差异。与经济欠发达地区的老年人相比，经济发达地区的老年人更容易获取高质量的健康信息。由于地区发展不平衡，与信息公平建设相关的人才、资金、基础设施等方面的建设情况也存在差异。发达地区的人才配置、资金投入、信息基础设施等情况相对平衡、有效，老年人获取的健康信息受到相应地区建设状况的影响，存在明显差异。健康信息资源的类型单一、更新缓慢等问题仍然普遍存在，给老年人的健康信息获取和利用造成了一定程度的困扰。因此，政府机构、图书馆、文化服务机构等多方应积极参与，帮助老年人获取健康信息，宣传和普及相关的信息知识和能力，为实施信息援助、推动信息公平构建良好的信息获取环境。

四、社会关注缺失导致信息获取困境

数字化时代的信息获取变得前所未有的便利和高效。然而，尽管信息的丰富性和多样性对大多数人来说是巨大的福音，但社会关注的缺失却导致了老年人在信息社会中的健康信息获取困境。老年人的健康信息需求常常被忽视，很多医疗机构或健康组织更倾向于通过社交媒体或在线平台传播健康信息，而忽视了那些依赖传统媒体如电视、广播和报纸等获取信息的老年人。同时，随着年龄增长，大多数老年人的社交行为将不可避免地减少甚至消失，越来越多的老年人因年龄问题成为社会中缺少社交关系的"隐形人"，社会也很少能够关注到老年人对社交行为的需求，这在一定程度上导致了健康信息获取的困难。此外，社会对老年人舆论的关注度不够。社会舆论往往与人们的关注度密切相关。然而，社会舆论对老年人的关注度相对较低，他们面临的问题和需求未能引起足够的社会重视，老年人获取健康信息也变得更加困难。

第五节　数字鸿沟视角下老年人健康信息获取实践策略

为了提高老年人的健康意识，促进老年人健康信息获取的公平和公

正，需要制定相关的实践策略。首先，要加强针对老年人的健康教育，提高他们的健康意识和信息获取能力。其次，要推动健康信息资源的共享和公开，建立健康信息资源统一平台，为老年人提供更便捷的健康信息获取途径。此外，应加强社会对老年人健康需求的关注，建立健康信息服务网络，为老年人提供更全面的健康服务和支持。

一、加强多方合作提升老年人健康信息意识

社会各界在提高老年人健康信息意识方面扮演着重要角色，政府相关部门、图书馆等公共服务机构需要积极参与其中。首先，政府相关部门和图书馆等公共服务机构应发挥在健康信息资源获取和利用方面的统筹指导作用。具体而言，可以定期开展相关培训活动，分发健康信息获取和利用的宣传资料，提升老年人的信息素养。同时，政府部门应加强监管，确保信息公平政策的落实，为老年人健康信息的获取和利用提供制度保障。其次，家人应参与其中，陪伴老年人生活，了解他们的健康状况，并帮助他们获取有益健康的信息，逐步提升他们的健康信息素养。

二、开展交流活动提升老年人信息技术能力

社区是老年人活动频繁的场所之一，也是老年人接受新知识的重要场所。因此，社区可以定期组织健康宣传活动，普及健康知识，推动形成健康的社区环境，促进老年人健康信息素养的提升。同时，社区可以组织老年人参与信息技术培训活动，帮助他们了解互联网、新媒体等新兴技术，获取相关健康信息，并规范使用电子设备。此外，社区还可以与医疗机构合作，定期举办健康讲座和咨询活动，满足老年人的健康信息需求，确保老年人在面对健康问题时能够获得公平的信息支持。

三、健全相关制度以保障老年人资源获取的平等

国家相关制度是保障老年人健康信息获取权利的基础，各项政策为老年人提供了官方渠道。然而，目前存在一些问题，因此需要进一步制定细则和办法以指导相关活动的开展，同时政府可以联合社会媒体加强宣传力度，引起老年人对健康信息获取的重视。

四、增加社会关注以维护老年人信息获取权利

随着人口老龄化趋势加剧，社会应更重视老年人健康信息获取权利。政府、医疗机构等可以通过传统媒体向老年人传播健康信息，满足他们的健康需求。公益组织也应建立老年人信息咨询服务机构，为他们提供个性化的健康信息咨询服务。此外，老年人的家人也应提高关注度，帮助老年人提高健康意识、培养信息技术能力，并给予心理慰藉，帮助老年人克服信息获取困境，享受健康晚年。

第五章

老年人健康信息素养
与政府政策

第一节　政府政策对老年人健康信息素养的支持与影响

老年人健康信息素养的提升与政府政策密不可分。在一个快速老龄化的社会中，政府和相关机构需要采取一系列措施来支持老年人的健康信息素养，以保障其健康权益，提高其生活质量。

一、政府政策对老年人健康信息素养的支持

（一）健康教育政策

政府可以通过制定并推行老年人健康教育政策，提高老年人对健康信息的认知和理解能力。

1.健康知识传授

组织针对老年人的健康讲座、健康教育课程等，向他们传授健康知识。这些讲座和课程可以涵盖老年人常见疾病的预防、健康饮食、适度运动、药物使用等方面的知识，帮助老年人了解如何保持健康、预防疾病。

2.健康手册和宣传资料发放

编制健康手册、宣传资料等，并向老年人免费发放。这些资料可以包括健康知识、常见疾病的预防和治疗方法、健康生活方式的建议等内容，帮助老年人随时随地获取健康信息。

3.健康知识普及活动

组织健康知识普及活动，如健康知识宣传展、健康主题活动周等，向社区和老年人群体传播健康知识。这些活动可以通过多种形式进

行，如展板、演讲、互动游戏等，使老年人更加生动、直观地了解健康知识。

4.社区健康服务设施建设

投资建设社区健康服务设施，如健康教育中心、老年人健康咨询站等，为老年人提供健康教育和咨询服务。这些设施可以成为老年人获取健康信息和解决健康问题的重要平台，促进他们健康信息素养的提升。

（二）数字化政策

针对老年人群体，政府可以推动数字化社会建设，提供数字化健康信息资源和培训服务，使老年人能够掌握使用互联网和智能设备的能力，获取并理解健康信息。数字化政策旨在推动社会信息化、智能化发展，为老年人提供更便捷、高效的健康信息获取渠道和服务。

1.数字化健康信息资源

建立数字化健康信息平台、健康APP等，集中整合各类健康信息资源，包括健康知识、医疗服务信息、健康管理工具等，为老年人提供便捷的获取途径。

2.智能设备培训服务

组织针对老年人的智能设备培训课程，教授老年人如何正确、安全地使用智能手机、平板电脑等互联网设备，以及如何使用健康管理APP等软件获取健康信息。

3.数字化健康管理工具

推广智能健康监测设备、健康管理APP等数字化健康管理工具，帮助老年人实时监测健康数据、记录健康信息、制订健康计划，从而更好地管理个人健康。

4.网络健康教育资源

提供老年人健康教育网络资源，包括健康知识视频、健康问答社区、在线健康课程等，让老年人可以随时随地通过互联网学习健康知识。

5. 智慧医疗服务

推动智慧医疗服务的发展，如远程医疗咨询、电子病历管理等，使老年人可以通过互联网平台获得医疗咨询和服务，减少就医难题。

（三）老年人健康信息平台建设

政府资助或支持建立老年人健康信息平台，对老年人健康信息素养的提升具有重要意义。通过提供可靠的健康信息资源、提升信息获取能力、提高信息评估能力、促进健康知识普及以及建立社区互助平台等方式，老年人健康信息平台可以帮助老年人更好地管理自身健康，提高生活质量。

1. 提供可靠的健康信息资源

政府支持的老年人健康信息平台可以整合来自医疗机构、专业健康机构以及权威健康组织的健康信息资源。这些资源包括健康知识、疾病防治信息、医疗服务指南等，为老年人提供可靠、权威的健康信息来源，帮助他们更准确地了解自身健康状况。

2. 提升信息获取能力

老年人健康信息平台的建设可以为老年人提供多样化的信息获取途径，如网站、移动应用程序等。政府可以通过培训和指导，帮助老年人掌握使用这些平台的技能，提高他们获取健康信息的能力。

3. 提高信息评估能力

老年人健康信息平台可以提供健康信息评估指引和工具，帮助老年人识别和评估健康信息的可信度和有效性。政府可以通过培训，教导老年人如何辨别健康信息的来源、内容和可信度，提高他们的信息评估能力。

4.促进健康知识普及

老年人健康信息平台可以通过丰富多样的内容形式，如文章、视频、图片等，向老年人传播健康知识和健康生活方式。政府可以组织专业团队编写和制作健康知识内容，提供针对性的健康教育和指导服务，促进老年人健康知识的普及。

5.建立社区互助平台

老年人健康信息平台也可以作为老年人社区互助和交流的平台，促进老年人之间的信息共享和经验交流。政府可以通过平台建设，鼓励老年人积极参与健康信息的分享和讨论，建立起老年人之间的支持网络和社区关系。

（四）医疗保障政策

1.减轻医疗费用负担

医疗保障政策的改革和完善有助于降低老年人的医疗费用负担，包括医药费、诊疗费等。这将减少老年人因为医疗费用过高而不敢去医院就诊或不积极治疗的情况，促使他们更加重视健康问题，主动获取和应用健康信息。

2.提升健康服务质量

通过医疗保障政策的改革和完善，可提升医疗服务的质量和水平。这包括加强医院设施建设、提高医护人员的技术水平、优化医疗流程等。老年人在医疗服务质量得到提升的情况下，更愿意积极就医，获取健康信息和治疗建议。

3.鼓励预防保健

医疗保障政策的改革和完善也应该注重预防保健方面的投入。政府可以通过健康教育等方式，引导老年人注重预防保健，养成健康的生活习惯，减少疾病发生，降低医疗支出。这也需要老年人积极获取健康信息，了解预防保健知识，做出正确的健康决策。

4.整合健康资源

政府可以通过医疗保障政策，推动医疗资源的整合和共享，提高医疗服务的效率和质量。老年人可以从这些整合的健康资源中获取更为全面、及时的健康信息，从而更好地了解自身健康状况，做出正确的医疗选择。

二、政府政策对老年人健康信息素养的影响

医疗保障政策的改革和完善对于老年人健康信息素养具有深远的意义，可以从多方向来进行探讨。

（一）积极作用

医疗保障政策的改革和完善为老年人提供了更多的就医保障和健康服务资源，从而提升了他们对健康信息的获取、理解和应用能力。这不仅有助于老年人更好地保持健康，也为他们晚年生活的质量和幸福感提供了有力支持。具体体现在以下几个方面：

1.提高医疗保障覆盖率

政府的医疗保障政策不仅仅是为了解决老年人就医的经济问题，更重要的是为他们提供稳定可靠的医疗保障。通过扩大医疗保险的覆盖范围，政府可以让更多的老年人享受到医疗保障的权益，让他们在生病时更有信心去医院就诊，更加主动地获取健康信息。

2.减轻医疗费用负担

对于老年人来说，医疗费用可能是一个较大的经济负担。因此，政府可以通过降低医疗费用的政策来减轻老年人的经济负担，比如提高医疗费用的报销比例、降低药品价格等。这样一来，老年人在就医

时就不会过于担心费用问题，更能够专注于获取和理解医疗信息。

3.提升健康服务质量

除了降低医疗费用负担外，政府还可以通过提升医疗服务质量来支持老年人健康信息素养的提升。建设更加完善的医疗设施、提高医护人员的服务水平，将有效地增强老年人对医疗服务的信任感，鼓励他们更加积极地获取健康信息和咨询医生建议。

4.鼓励预防保健

预防胜于治疗，这一理念也适用于老年人的健康管理。政府可以通过开展健康教育和预防保健活动，向老年人普及健康知识，引导他们树立预防意识，养成健康的生活习惯。同时，医疗保障政策的改革也应该包括预防保健的内容，为老年人提供定期体检、健康管理等服务，促进健康信息的及时获取和应用。

5.整合健康资源

政府可以通过整合医疗资源和健康服务，为老年人提供更加便捷、全面的健康信息服务。建立健康信息共享平台，整合医疗机构、社区卫生服务中心等资源，为老年人提供多样化的健康信息，满足他们的个性化健康需求。

（二）深层影响

1.心理健康与社会参与

医疗保障政策的改革和完善不仅关乎经济层面，更涉及老年人的心理健康和社会参与。随着医疗费用负担的降低，老年人更有可能积极寻求医疗帮助，减少因医疗问题而导致的焦虑和抑郁情绪。同时，保障政策的执行也可以鼓励老年人更多地参与社会活动，增强社会融合感和归属感。

2.家庭和社区关系

医疗保障政策的改革和完善也将影响老年人在家庭和社区中的地位和角色。减轻医疗费用负担有助于减少家庭经济压力，增进家庭成员之间的和谐关系。在社区层面，老年人的健康信息素养提升意味着他们更可能成为社区健康信息的传播者和参与者，促进社区的健康共建共享。

（三）政策执行举措

1.信息推送与培训

政府通过医疗保障政策的渠道向老年人推送健康信息，并举办健康信息素养培训活动。这些培训活动不仅涵盖健康知识的传授，还包括如何有效利用医疗保障政策所提供的服务和资源。培训内容可以涉及如何解读医疗报告、如何选择医疗保险计划、如何合理使用医疗资源等方面，从而提升老年人对健康信息的认知和理解能力，使他们能够更好地应对各种健康问题。

2.服务便利化

在政策框架下推动医疗服务的便利化是提高老年人健康信息素养的重要举措之一。例如，建立家庭医生签约服务制度可以让老年人与家庭医生建立长期的医疗服务关系，享受个性化的医疗服务。此外，政府还可以推行在线预约挂号、电子病历管理等服务，使老年人更方便地获取医疗服务，提高他们的健康信息素养水平。

（四）挑战与应对

1.信息真实性和可信度

政府需要确保推送的健康信息真实可信，以防老年人受到虚假或误导性信息的影响。建立信息审核机制、加强对健康信息的监管和管理是解决这一挑战的关键。政府可以与医疗机构、专业健康机构合作，确保推送的健康信息来源可靠，并定期进行信息的审查和更新。

2.数字鸿沟与信息不对称

部分老年人存在数字化素养不足的情况，这导致他们难以有效地获取健康信息。为解决这一挑战，政府可以加强数字化素养培训，提高老年人使用互联网和智能设备的能力。培训内容可以包括基本的互联网使用技能、健康信息搜索技巧等，帮助老年人更好地利用数字化工具获取健康信息，从而缩小信息获取的不对称性。

第二节　老年人健康信息素养在养老服务中的应用

老年人健康信息素养在养老服务中的应用是推动老年人健康管理与服务创新的关键之一。充分发挥老年人健康信息素养的作用，可以提升养老服务的质量和效率，为老年人提供更加个性化、精准化的健康管理和服务。养老服务相关词云图见图5-1。

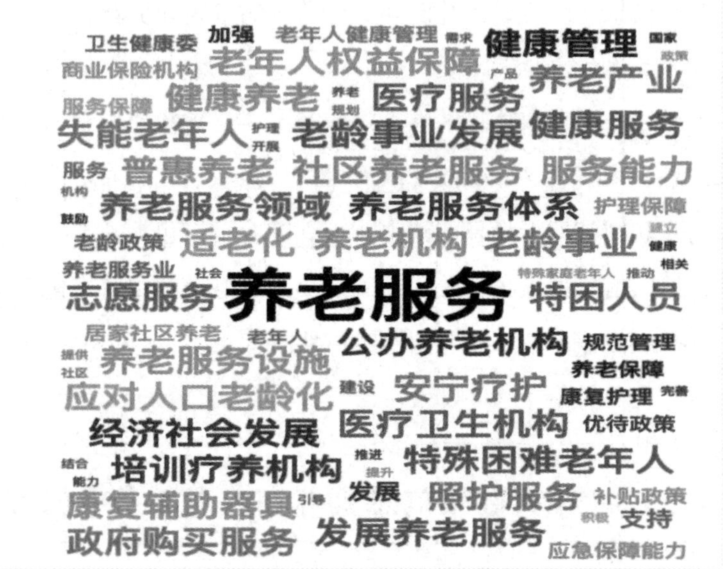

图 5-1　养老服务相关词云图

一、健康管理与监测

老年人健康信息素养的提升使他们能够更好地理解健康监测数据和信息，掌握健康管理技能。在养老服务中，可以通过智能健康监测设备、手机应用等技术手段，实时监测老年人的健康状况，并将数据反馈给老年人本人及其家人或医护人员，以便及时采取干预措施。

（一）智能健康监测设备

老年人健康信息素养的提升使他们能够更好地使用智能健康监测设备，如智能手环、智能血压计、血糖仪等，监测自己的身体指标。这些设备可以实时收集老年人的健康数据，如心率、血压、血糖等，帮助他们了解自己的健康状况。

（二）手机应用与健康管理平台

同时，老年人健康信息素养的提升也使他们能够更好地利用手机应用和健康管理平台进行健康管理。这些应用和平台可以帮助老年人记录健康数据、制定健康计划、接收健康建议等，使他们能够更加自主地管理自己的健康。

（三）及时干预措施

当监测数据显示老年人健康状况出现异常时，基于健康信息素养的提升，他们可以更及时地采取相应的干预措施，如调整饮食、增加运动、就医就诊等，以防止疾病的发展和加重。

二、健康教育与指导

基于老年人健康信息素养的提升，养老服务机构可以开展更加系统和个性化的健康教育与指导。针对老年人的健康需求和特点，提供针对性的健康知识传授，指导他们进行健康管理和生活方式调整，从而预防疾病、延缓衰老。

（一）个性化健康课程

养老服务机构可以设计并开展个性化的健康课程，根据老年人的健康状况、需求和兴趣爱好，提供针对性的健康知识教育。这些课程涵盖健康饮食、适量运动、心理健康、慢性病管理等内容，帮助老年人更好地了解和掌握健康知识，提高自我健康管理能力。

（二）生活方式调整指导

养老服务机构可以为老年人提供生活方式调整的指导，包括合理饮食、适量运动、规律作息等方面。通过教育和指导，帮助老年人树立正确的健康观念，培养健康的生活习惯，降低患病风险，延缓衰老进程。

（三）健康管理技能培训

针对老年人健康管理的需求，养老服务机构可以开展健康管理技能培训，教授老年人如何正确使用健康监测设备、解读健康数据、制定健康计划等技能。通过培训，提高老年人对健康管理的能力和信心，使他们能够更好地自我管理健康。

（四）预防疾病和意外指导

养老服务机构还可以为老年人提供预防疾病和意外的指导，包括接种疫苗、定期体检、安全防护知识等。通过指导，帮助老年人提前预防可能的健康风险，减少疾病和意外发生的可能性，提高生活质量。

（五）心理健康支持

此外，养老服务机构也可以为老年人提供心理健康支持和心理调适服务。通过开展心理健康教育和心理咨询，帮助老年人积极应对生活中的压力和困扰，保持良好的心态和情绪，促进身心健康。

三、健康信息获取与交流

通过养老服务平台或社区健康管理中心等渠道，老年人可以获取丰富的健康信息资源。具备较高健康信息素养的老年人可以通过网络平台、健康讲座等途径获取更多的健康信息，并与医护人员或其他老年人进行交流分享，促进健康知识的传播和共享。

（一）网络平台与健康应用

养老服务机构可以通过建设健康信息平台或者推广健康应用程序，为老年人提供便捷的健康信息获取渠道。老年人可以通过网络平台或者健康应用，查阅健康资讯、参与健康问答、在线咨询医生等，获取及时、准确的健康信息。

（二）健康讲座和教育活动

养老服务机构可以定期举办健康讲座和教育活动，邀请专业医护人员或健康专家为老年人讲解健康知识和保健技巧。通过参加这些活动，老年人可以深入了解各种常见疾病的预防与治疗方法，提高健康信息素养。

（三）医护人员指导和交流

养老服务机构的医护人员可以定期进行健康咨询和指导，为老年人解答健康问题，提供个性化的健康建议。老年人可以与医护人员进行面对面的交流，更深入地了解自己的健康状况，并获得专业的健康管理指导。

（四）老年人健康社交平台

为了促进老年人之间的健康信息交流和分享，养老服务机构可以建立老年人健康社交平台，让老年人在平台上发布健康心得、分享健康经验，互相学习、交流和支持。这种社交平台可以极大地丰富老年人的健康信息获取渠道，提高健康信息的传播效率。

四、健康管理工具应用

随着科技的发展，各种健康管理工具如智能手环、健康管理 App 等越来越普及。老年人健康信息素养的提升使他们能够更好地利用这些工具进行健康管理。例如，通过智能手环记录运动情况、睡眠质量等数据，通过健康管理 App 记录饮食情况和药物服用情况，帮助老年人更加科学地管理自己的健康。

（一）智能手环与健康监测设备

智能手环是老年人健康管理的便捷工具之一。它可以记录老年人的运动步数、心率、睡眠质量等数据，通过手机应用进行同步和分析。老年人可以根据手环提供的数据了解自己的运动情况和睡眠状况，从而调整生活方式，保持良好的健康状态。

（二）健康管理 App

健康管理 App 是老年人健康管理的重要工具之一。通过健康管理 App，老年人可以记录自己的饮食情况、药物使用情况、健康检查数据等信息，并设置健康目标和提醒。这些 App 通常还提供健康资讯、健康评估等功能，帮助老年人更科学地管理自己的健康。

（三）智能家居设备

随着智能家居技术的发展，老年人健康管理的工具也在不断更新。智能家居设备如智能体重秤、智能血压计、智能血糖仪等可以与手机应用连接，帮助老年人实时监测身体健康指标，及时发现健康问题并采取措施。

（四）远程医疗服务

对于居住在偏远地区或行动不便的老年人来说，远程医疗服务是一种便捷的健康管理方式。通过远程医疗服务平台，老年人可以与医生进行视频咨询、在线问诊，获取医疗建议和处方，方便快捷地解决健康问题。

五、应用案例

某养老社区引入了智能健康监测系统，老年居民佩戴智能手环或使用智能家居设备，实时监测生命体征数据。同时，社区医护人员利用这些数据进行健康评估，并根据评估结果制定个性化的健康管理方案，向老年人提供健康教育和指导服务。通过这一系统的应用，老年人的健康状况得到了有效监测和管理，提高了他们的生活质量和健康水平。

（一）实时健康监测与评估

社区引入的智能健康监测系统实现了老年人生命体征数据的实时监测和收集。老年居民佩戴智能手环或使用智能家居设备，记录了他们的运动步数、心率、睡眠质量等关键数据。这些数据通过无线网络传输到社区的健康管理平台，供医护人员进行分析和评估。

（二）个性化健康管理方案

社区的医护人员利用收集到的健康数据，对老年人的健康状况进行评估和分析。基于评估结果，他们制定了个性化的健康管理方案，针对每位老年居民的健康问题和需求，提供了针对性的健康建议和指导。

（三）健康教育和指导服务

根据个性化健康管理方案，社区医护人员向老年人提供健康教育和指导服务。他们通过面对面的交流、健康讲座、健康教育资料等形式，向老年居民传授健康知识和管理技能，指导他们调整生活方式、改善健康行为，预防疾病和延缓衰老。

（四）提升生活质量和健康水平

通过智能健康监测系统的应用，老年人的健康状况得到了及时监测和管理，医护人员可以更加精准地了解老年人的健康状况，并及时采取干预措施。这有助于老年人更好地管理自己的健康，预防疾病，延缓衰老，提升了他们的生活质量和健康水平。同时，这也体现了养老社区对于老年人健康信息素养的重视和关注，为老年人提供了更加全面和个性化的健康管理服务。

六、社区健康促进与共建

老年人健康信息素养的提升也可以在社区层面推动健康促进和共建。通过建立老年人健康信息共享平台、组织健康知识培训等方式，促进老年人之间的交流与合作，共同致力于社区健康事业的发展。

（一）建立健康信息共享平台

社区可以建立老年人健康信息共享平台，为老年人提供一个交流健康信息、分享健康经验的平台。这个平台可以包括在线健康论坛、健康教育资料库、健康管理工具等，让老年人之间可以自由地交流讨论健康话题，互相学习、分享和帮助。

（二）组织健康知识培训

社区可以定期组织健康知识培训活动，邀请医护专家或健康教育工作者为老年人讲解健康知识和健康管理技巧。这些培训可以涵盖健康饮食、适量运动、心理健康等方面的内容，帮助老年人树立正确的健康观念，学习科学的健康管理方法。

（三）提供健康服务与支持

社区可以建立健康服务中心或者健康管理团队，为老年人提供健康咨询、健康评估、健康管理等服务。这些服务可以包括定期健康体检、健康问诊、健康管理计划制定等，帮助老年人更好地了解自己的健康状况，制定个性化的健康管理方案。

（四）开展健康促进活动

社区可以定期开展各种健康促进活动，如健康跑步、康复体操、健康讲座等。这些活动可以增强老年人的体质和免疫力，提高健康意识，促进老年人之间的交流和互动，营造一个积极向上、健康向上的社区氛围。

（五）建立健康联合体和互助组织

社区可以建立老年人健康联合体和互助组织，通过共同合作和资源共享，为老年人提供更加全面、便捷的健康服务。这些组织可以包括健康管理团队、义务健康服务队、健康义工组织等，共同致力于推动社区健康事业的发展。

七、参与决策与管理

具备较高健康信息素养的老年人可以更积极地参与养老服务的决策与管理。他们可以通过社区议事会、老年人协会等平台，提出自己的意见和建议，参与养老服务政策的制定和实施，推动养老服务的民主化和专业化发展。

（一）社区议事会和老年人协会

社区议事会和老年人协会是老年人参与决策和管理的重要平台。老年人可以通过这些组织，了解和参与社区的各项事务，包括养老服务的规划、建设和管理等。他们可以通过提出建议、参与讨论、监督执行等方式，发挥自己的作用，为社区养老服务的发展贡献智慧和力量。

（二）提出意见和建议

具备较高健康信息素养的老年人可以根据自己的经验和了解，提出针对性的意见和建议。他们可以就养老服务中存在的问题提出解决方案，或者就新的养老服务政策提出改进意见，从而推动养老服务的优化和提升。政府和相关部门也应该重视老年人的意见和建议，充分调动他们的积极性和参与度。

（三）参与政策制定与实施

具备较高健康信息素养的老年人可以参与养老服务政策的制定和实施。政府和相关部门可以通过召开座谈会、听取意见、征集建议等方式，向老年人征询意见，了解他们的需求和期望，制定出更加符合实际情况和老年人利益的政策措施。老年人也可以通过投票、选举等形式，选举自己的代表，参与养老服务机构的管理和监督。

（四）推动养老服务的发展

通过参与决策与管理，具备较高健康信息素养的老年人可以推动养老服务的民主化和专业化发展。他们可以倡导更加人性化、个性化的养老服务模式，提倡注重老年人健康需求和个体差异的服务理念，促进养老服务质量和效益的提升，为老年人的幸福晚年提供更好的保障。

八、科研与创新

借助老年人健康信息素养，老年人可以更好地参与健康科研与创新活动。他们可以成为健康科研项目的志愿者或参与者，分享自己的健康数据和经验，促进健康科研的进步，为老年人健康管理提供更加科学有效的解决方案。

（一）参与健康科研项目

老年人可以作为健康科研项目的志愿者或参与者，积极参与科研实验和调查。他们可以配合科研人员完成各种健康检测、问卷调查等工作，分享自己的健康数据和生活经验。通过收集和分析老年人的健康信息，科研人员可以更深入地了解老年人的健康状况和需求，为老年人健康管理提供更有针对性的建议和服务。

（二）分享健康数据和经验

具备较高健康信息素养的老年人可以通过健康数据共享平台、健康社区等渠道分享自己的健康数据和经验。他们可以分享自己的健康管理方法、生活习惯、饮食偏好等信息，与其他老年人交流经验，共同探讨健康问题的解决方案。这种信息共享和交流有助于促进健康知识的传播和共享，推动健康科研的进步。

（三）推动健康科研的进步

老年人的参与不仅可以促进健康科研的进步，也可以推动健康管理和服务的创新。科研人员可以根据老年人的健康需求和反馈，开展相关的健康科研项目，探索针对老年人的健康管理和治疗方案。通过科研成果的转化和应用，可以为老年人提供更加科学有效的健康管理服务，提高他们的生活质量和健康水平。

（四）促进健康管理创新

老年人的参与还可以促进健康管理和服务的创新。他们可以提出自己的需求和建议，参与健康产品和服务的设计和改进，推动健康管理模式的创新和发展。通过引入先进的科技手段，如人工智能、大数据分析等，可以实现对老年人健康信息的智能化管理和个性化服务，更好地满足老年人的健康需求和期望。

九、心理健康促进

老年人健康信息素养的提升也有助于促进其心理健康和社会支持。通过健康信息的获取和应用，老年人可以更好地应对生活中的健康问题和挑战，增强自我调节能力，减少心理压力，提升生活幸福感。

（一）健康信息的获取和应用

通过健康信息的获取和应用，老年人可以更全面、准确地了解自身健康状况和潜在风险，从而有针对性地采取健康管理和预防措施。他们可以通过阅读健康资讯、参加健康讲座、使用健康管理 App 等方式获取健康信息，了解疾病的预防和治疗方法，学习心理健康调节的技巧，从而更好地保持身心健康。

（二）增强自我调节能力

具备健康信息素养的老年人能够更好地掌握自我调节的方法和技巧。他们可以通过合理的生活方式、积极的心态调整、有效的压力管理等方式应对生活中的各种挑战和压力，保持心理健康和情绪稳定。他们也能够更加理性地对待健康问题，避免因为过度焦虑而产生不良情绪。

（三）减少心理压力

健康信息的获取和应用有助于老年人减少心理压力。了解自身健康状况和相应的预防措施可以减少不必要的焦虑和恐慌，增强信心和勇气面对生活中的各种挑战。同时，健康信息的及时更新和科学解释可以避免因为误解或谣言而产生的不良情绪和心理压力。

（四）提升生活幸福感

通过健康信息的获取和应用，老年人可以更好地保持身心健康，提升生活幸福感。及时了解健康问题和预防知识可以降低生病的风险，增加生活的安全感和满足感。同时，通过积极的生活态度和心理调适，老年人可以更加享受生活，拥有更加丰富和有意义的晚年生活。

十、风险防范与安全保障

在养老服务中，老年人健康信息素养的提升可以帮助他们更好地识别和防范健康风险，保障自身安全。通过学习健康知识和技能，老年人能够提高对健康风险的认识和应对能力，有效预防意外事件和健康危机的发生。

（一）了解潜在健康风险

具备健康信息素养的老年人能够更全面、准确地了解潜在的健康风险因素，包括疾病的发生机制、症状表现、预防和治疗方法等。他们可以通过健康教育和健康咨询等渠道获取相关知识，了解不同疾病的发病规律和预防措施，及时采取必要的预防措施，减少健康风险的发生。

（二）学习应对健康危机的技能

老年人健康信息素养的提升还包括学习应对健康危机的技能。他们可以接受急救培训，学习基本的急救知识和技能，如心肺复苏、止血包扎等，以便在意外事件发生时能够迅速做出正确的应对和处理，减少伤害和风险。

（三）预防意外伤害

老年人可以通过健康信息素养的提升，预防意外伤害的发生。他们可以了解和注意家居安全、交通安全等方面的知识，采取有效的安全措施，如防滑措施、安全设施安装等，减少意外摔倒、交通事故等意外伤害的发生。

（四）注意饮食和药物安全

在养老服务中，老年人健康信息素养的提升还可以帮助他们注意饮食和药物的安全问题。他们可以学习食品安全知识，选择健康、安全的食品，避免食用不洁食物或过多摄入不良食品。同时，他们也可以学习正确用药知识，遵医嘱用药，避免药物滥用或不良反应，确保药物的安全使用。

（五）拥有安全保障措施

老年人健康信息素养的提升还包括了解和拥有相应的安全保障措施。他们可以购买健康保险、意外保险等保险产品，以应对突发的健康事件和意外伤害，保障自身和家庭的安全和稳定。

第六章

数字反哺与老年人网络
健康信息获取研究

第一节　老年人网络健康信息获取能力有待提升

随着网络健康信息服务体系的不断完善，健康信息传播载体正在从传统媒体向数字媒体转变，互联网已成为人们获取健康信息的关键来源。据中国互联网络信息中心发布的报告显示，我国40岁以上的网民比例逐年增加，互联网已逐渐渗透到中年和老年人群中。然而，由于认知观念的限制和身体机能的下降等原因，部分老年人融入网络环境、获取网络信息并不顺利。总体而言，老年人对健康信息有迫切需求，但却处于信息获取不利的地位，难以充分享受网络健康信息服务的好处。中老年网民的增加与健康信息在线传播之间的矛盾日益突出，如何改善老年人的网络健康信息获取状况成为急需解决的问题。

数字网络的发展大大便利了社会公众的生活，然而其发展过程中却忽略了老年人等相对弱势群体的需求和困境，存在发展不平衡、不充分的问题。由于难以适应数字媒体互联的生活方式，中老年群体逐渐与年轻一代在数字社会形成了能力上的差距。因此，中老年群体与年轻一代之间逐渐形成了"数字代沟"，这是传统代沟在数字时代的延伸。子代通常拥有更强的适应性和开放的思想，对数字媒介的接纳与使用更为灵活。然而，子代与父辈之间的数字沟通面临挑战，父辈需要放下权威身份观念，而年轻一代则需耐心引导和理解父辈的需求。

由于在线信息获取能力相对较低，部分老年人面对海量信息时感到困惑，甚至完全与网络世界隔绝。与年轻人相比，老年人面临更多健康问题，其对健康信息的需求更为迫切，因为这关乎他们的健康行为和决策。相对而言，年轻一代具备更强的信息处理能力，成为老年人获取网络健康信息的重要渠道之一。子女提供的数字支持可以帮助老年人更好地获取网络健康信息。综上所述，从数字支持视角研究老年人网络健康信息获取行为，不仅能提升他们的健康信息获取能力和素养，改善他们的健康状况，还能增进子代与亲代之间的联系，具有重要意义。老年人的网络健康信息行为已引起研究者的广泛关注。现有研究表明，子代在老年人提高网络技能、融入数字社会过程中发挥着积极作用。虽然有关支持现象和健康信息行为的研究较为丰富，但将数字支持与老年人网络健康信息获取行为相结合的研究却较少，因此需进一步探索子代与亲代之间的互动如何影响中老年群体的网络健康信息获取行为。

第二节　数字反哺与老年人网络健康信息获取的现状

一、数字反哺的国内外研究进展

（一）数字反哺研究现状

数字反哺源自文化反哺，是数字网络生活中文化反哺的一种特定表现形式，其产生是数字时代发展的必然结果。国内外有关数字反哺的研究主要探讨了其表现形式，包括维度和发生场域。研究者主要在家庭场域对数字反哺进行测量和分析，证明了数字反哺对提升长辈数字技能和素养，以及增强亲子联系的重要作用。

1. 从"文化反哺"到"数字反哺"

美国学者 Mead 在其著作中指出，以往晚辈的知识和技能都是通过长辈的传授获得，而随着科技发展，年轻一代拥有了更多知识学习渠道，还能不断将他们的理解和新知传递给自己的长辈，这种现象被称为"文化反哺"。国内学者周晓虹最早使用"文化反哺"概括该现象，并将其定义为"在疾速的文化变迁时代所发生的年长一代向年轻一代进行广泛的文化吸收的过程"。周晓虹提出，父辈在面对变迁时，往往受限于传统和经验，而子女的吸收能力较强，对新事物的敏感程度较高，因此子代得到了空前的反哺能力。随着新媒体高度而全面地介入人们的日常生活，代际鸿沟主要表现为数字代沟，而文化反哺则主要表现为数字反哺。"文化反哺"并不能突出数字技能代际传递的特质，"数字反哺"更能描述子代对亲代数字媒体使用的辅导和影响。

2. 数字反哺的表现

周裕琼等认为，数字媒体相关的文化反哺大约每隔十年会延伸出新的发展趋势：20 世纪 90 年代为"器物反哺"，父母在以数字媒介为代表的新器物购买与使用方面话语权较小，年轻一代是带领家庭接入数字化的先行者；21 世纪初期为"技能反哺"，子女在数字媒体使用方面对父母进行技能反哺，从而在家庭互动中获得了主导地位；2010 年以来为"观念反哺"，子代对亲代的反哺从行为上升到观念、从生活方式上升到思维方式。学者赵呈晨针对符号化的潮流反哺进行了研究，认为网络语言代际沟通本质上是文化协商的过程。周裕琼对国内数字反哺的研究贡献显著，其提出数字代沟的三个维度：接入沟、使用沟和素养沟，并对应提出了数字反哺的三大维度，即数字接入反哺、数字技能反哺、数字素养反哺。

作为代际的互动，数字反哺存在于微观家庭层面，也存在于宏观社会层面和中观群体层面。然而，在社会和群体层面，由于缺乏可操作性的度量方法，现有研究局限于对其社会意义和发展趋势的讨论。目前，对数字反哺的实证研究主要集中在家庭内部。这是因为测量家庭层面的数字反哺更具操作性，并且家庭是数字反哺发生和发挥效应的中心。家庭传播是一种关系意义上的传播活动，而非空间意义上的。家庭传播发生在家庭成员之间，但不一定发生在家庭空间中。学者周裕琼指出，在测量数字反哺时，应以关系（即祖孙之间、亲子之间）为主导，同时兼顾地理空间的距离（即面对面实体交流与电话、网络等虚拟交流）。与中国社会一样，中国家庭也处于转型时期。一方面，传统的"重血亲""讲孝道"家文化仍然维持着长辈们的天然权威，另一方面，家庭的流动化和核心化造成了代际倾斜和重心下移，要研究中国家庭数字反哺的问题，必须考虑到这两方面趋势的博弈。

3. 家庭中的数字反哺

就微观层面而言，随着网络的持续演进，越来越多的学者开始关注新媒介环境对家庭的差异影响，也开始着眼于反哺现象，深入探讨数字反哺在家庭中的影响。在国外研究领域，Nelissen 等对家庭内亲子间的数字反哺进行了研究，发现父母在使用数字媒体时需要子女的指导。Correa 研究了青少年对父母数字媒体使用的影响程度，结果显示，亲子间的互动密切程度与反哺现象密切相关。此外，反哺现象还与父母的经济和社会地位有关，经济和社会地位较低的父母更容易接受子女提供的数字反哺。一些学者采用定量研究方法，探索反哺对家庭关系的影响，认为子女帮助父母适应社交媒体可以改善亲子关系，如 Sampasa 等认为，亲子间有关社交媒体的反哺有助于在一定程度上缓解家庭内部矛盾。Livingstone 等认为，子女对父母接触媒体的反哺不仅可以帮助父母，还可以提高子女的相关知识水平，从而有效地减少子女在网络使用过程中的风险。在国内研究领域，朱秀凌认为，对于青少年而言，手机是他们可移动的"隐私领域"，家长与青少年之间的争论应该得到足够重视。朱秀凌提出"技术反哺"是代际的有效沟通方式，有助于弥合代际隔阂，帮助年长一代提高数字素养，使家庭权力结构从单向权威转变为双向权威。万丽慧等的研究显示，中国家庭亲子间这种反向教育有助于促进亲子关系。

由此可见，反哺行为对中老年群体使用数字媒体具有积极作用，也有助于改善亲子关系。研究数字反哺对中老年群体信息获取的作用过程是必要的。

综上所述，数字反哺成为父辈获取在线信息的重要途径之一，它不仅有助于中老年群体更好地获取信息，还有助于增强家庭成员之间的联系，促进家庭和谐。

（二）数字反哺现有研究述评

现有研究表明，数字反哺是子辈帮助父辈提升数字技能和素养的有效手段，通常包括数字接入反哺、技能反哺和素养反哺。在数字反哺的帮助下，中老年人群对数字媒体的接受情况得以改善，数字媒体素养也得到提高。此外，数字反哺的过程对亲子关系也有良好的促进作用。

总的来说，目前的研究肯定了数字反哺对改善中老年群体网络信息获取状况和促进中老年群体数字融入的积极作用，但对数字反哺具体如何产生影响的研究尚不够清晰。本研究试图填补这一空白，对数字反哺如何影响中老年人的网络健康信息获取行为进行了深入探讨。

另外，现有研究中对数字反哺的分析和测量主要集中在微观家庭层面，而在宏观社会和中观群体层面，由于缺乏测量方法和手段，局限于探讨数字反哺的社会意义。本研究对家庭领域的数字反哺进行了分析，但并不仅限于微观家庭层面的讨论，而是试图从中观群体和宏观社会层面为改善中老年人网络信息获取提出建议。

已有研究指出，数字反哺并不一定发生在家庭空间中，也不一定在家庭成员面对面的实际环境中发生。在测量数字反哺时，除了以代际关系为主导外，还需要考虑到家庭成员之间实体形式和电话网络等虚拟形式的交流。此外，还需要考虑到中国家庭"家文化"的特殊性，在借鉴西方学者研究范式的同时，讲述"中国故事"。因此，本研究借鉴现有研究观点，对数字反哺进行测量的同时兼顾实体交流和虚拟交流，并在研究方法、研究对象等方面考虑到中国家庭的特殊性。

二、老年人网络健康信息获取能力有待提升

在健康领域，信息行为涉及健康信息的搜索、分享、采纳以及评价等方面，其中健康相关信息的需求是推动健康信息行为的主要动因。经过梳理，发现老年人在健康信息方面的需求是推动他们进行健康信息行为的主要动力，相关研究涉及老年人获取和利用健康信息的全过程，包括获取健康信息的来源以及网络健康信息的接受和利用情况。

（一）老年人健康信息来源

由于身体健康状况的变化，Weaver 等研究人员（2010）发现，老年人对健康信息的关注内容与年轻人存在明显差异。根据 Flynn 等学者（2006）的研究，随着年龄增长，老年人对疾病医疗信息、营养饮食信息等方面的需求逐渐增加，尤其是与"养生保健"相关的健康信息是他们最为关注的。与年轻人相比，老年人更需要了解与疾病治疗、预

防相关的健康知识，而营养、保健等相关信息则有助于他们更好地保护自己。

根据王茵等研究者（2017）的调查，大众媒体是中老年人获取健康信息的主要途径，其中电视节目位居首位，互联网次之；此外，食品营养标签和亲友也是老年人获取健康信息的常见来源。电视、报纸、杂志、互联网等媒体都提供了丰富的健康信息，而中老年人通过这些渠道获取健康信息的行为也呈现出一定的规律。通常情况下，他们会通过报纸、电视获取食品类信息，而对于较为复杂的健康信息，则更倾向于通过互联网搜索。老年人获取网络健康信息的主要来源包括综合类网站和健康信息交流平台，如百度知道、寻医问药网等。在不同的健康情境下，陈忆金等研究人员（2020）发现，随着年龄增长，老年人更倾向于依赖人际关系获取信息。周晴等学者（2020）对社区老年人的健康信息获取现状进行调查发现，只有14.3%的老年人总是能够找到所需的健康信息，其中主要通过纸质材料获取信息，而对于网络的利用程度较低。

（二）老年人网络健康信息接受与利用情况

对于老年人来说，接收网络健康信息存在一定的障碍，Sims等学者（2017）的研究表明，老年人对网络健康信息的接受程度受到一定的限制，Friemel等研究者（2016）指出，这主要是因为老年人在计算机技能、网络知识和医学健康知识方面的不足。王文韬等学者（2020）对微信平台上中老年用户的健康信息接受行为进行了研究，结果显示，影响因素主要包括信息需求、信息可信度、自我效能、过往经验和认同动机。此外，研究还发现，老年人在获取网络健康信息过程中得到的社会支持程度较低，青年子女担心老年人在网络上受到误导或欺骗，因此对他们获取网络健康信息持保留态度，甚至反对，这加重了老年人对网络健康信息的防备和抵制心理。周裕琼（2018）的研究发现，老年人对网络媒体的主观心理排斥程度大于身体功能衰退所带来的阻碍。

近年来，关于老年人网络健康信息利用方面的研究逐渐增加，尤其是针对中老年人的网络健康信息搜索行为的研究。周培宇等研究者（2022）指出，老年人对健康信息的需求和在线健康信息搜索行为显著增加，影响因素包括疫情健康知识、自我感知老化、自我效能感、感染人数和隔离程度。刘嫣等研究者（2021）提出，网络环境、个人特征、社会支持、移动终端客观和主观因素等是影响老年用户在移动终端上进行网络健康信息搜索的重要因素。关于网络健康信息搜索行为的障碍，周杰等研究者（2018）针对老年高血压患者进行了研究，发现他们在查询健康信息过程中存在信息查询工具使用不熟练、医学术语理解困难等重要障碍，老年高血压患者普遍存在"数字鸿沟"现象。

综上所述，老年人在健康信息方面需求较大，年轻一代是其重要的健康信息来源之一，但老年人的健康信息接受情况并不乐观，因此相关研究需要深入探讨青年子女和老年人健康信息行为之间的关系。

三、信息获取研究现状

国内外对信息获取的含义和定义不尽相同，侧重于先前的一系列信息活动。有关健康信息获取的研究主要关注健康信息获取渠道、健康信息获取影响因素，以及不同人群健康信息获取行为。特别是对于中老年人群体，一些研究已经审视了影响他们网络健康信息获取行为的因素，并在一定程度上探讨了青年子女和老年人利用数字媒体获取健康信息之间的关系。

（一）信息获取内涵

在美国情报科学学会会议上，Brown（2010）曾指出：信息获取是通过解决问题来满足需求的，由目标驱动的活动。关于信息获取的内涵，学者陈珏静（2014）提出，信息获取行为包含了信息的来源、信息获取的目的、信息查询途径和过程、信息获取障碍与信息获取的满意度等。陈功民（2019）总结，信息获取行为涵盖了信息检索、信息选择及信息浏览等一系列信息活动。

一般而言，当行为主体产生一定的信息需求，并认识到自身内部知识体系不足以解决当前问题时，就会意识到需要更多信息来帮助解决问题，于是展开一系列信息行为以满足信息需求。已有研究从信息获取渠道、获取量、信息查阅频次等方面了解公众在重大突发事件背景下的信息获取行为。

（二）健康信息获取

与人们的身体和心理健康、营养、疾病、养生相关的信息被归类为健康信息。根据行为主体的意愿不同，主动寻找健康信息的行为通常称为健康信息搜索，而被动接收信息的行为通常称为信息偶遇；此外还有介于两者之间的健康信息浏览等行为。然而，也有研究指出，主动和被动的健康信息获取行为之间并没有明确的分界线，如 Chris（2010）所述，健康信息获取是主动和被动有机结合的过程。获取健康信息有助于人们了解更多健康知识、识别健康问题并采取相应的健康策略。

关于健康信息获取的研究主要涉及健康信息获取渠道、影响因素，以及针对不同人群的健康信息获取行为。就健康信息获取渠道而言，学者蒋征刚等（2014）的研究发现，居民获取流感信息的主要途径依次是电视、网络、周围人群等；女性更倾向于选择周围人群作为获取途径；

而 25-35 岁年龄组更多使用网络。在大学生中，微信朋友圈是最常见的健康信息获取途径，互联网已成为人们获取健康信息的主要途径。在健康信息获取渠道的评价方面，居民对搜索引擎的可靠性评分最低，但使用率最高；对专业健康网站的使用率最低，但可靠性评分最高。

关于健康信息获取的影响因素，周晴等（2020）发现，职业和年龄直接影响老年人对健康信息获取渠道的满意度；邓胜利等（2016）发现，对健康信息问答平台用户而言，感知有用性和主观规范对用户提问意愿有正向影响，而感知风险有负向影响；魏银珍等（2021）发现，主观规范和知觉行为控制是影响公共图书馆用户健康信息获取意愿的主要因素；Austvoll-Dahlgren（2012）指出，搜索信息的能力是进行健康抉择的前提，态度、感知行为控制与健康信息搜索意愿有密切联系。

针对不同人群的健康信息获取行为研究中，王亭亭等（2017）对APP 用户的健康信息获取行为进行了研究，包括心理咨询类软件用户和问答平台用户；有关不同疾病患者的健康信息获取行为的研究也在逐渐增多，如神经科病人、糖尿病患者、甲状腺癌患者等；此外，针对高校大学生、老年群体的健康信息获取行为研究也有所涉及。在老年人健康信息获取的研究中，已有研究探讨了老年人口背景特征、身体健康状况、网络健康信息使用动机与行为之间的关系。吴丹等（2014）的研究表明，老年群体在检索网络健康信息时具有显著的依赖和定势特征，考虑到自身健康状况、对互联网的熟悉程度、网络健康信息的可信度。有研究关注了老年人健康信息获取与青年子女之间的联系，指出，部分老年人将数字媒体视为"子女使用的媒体"，在甄别网络健康信息时依赖子女的意见，子女的支持有助于提升老年人获取网络健康信息的积极性和可能性。

综上所述，子代在亲代网络健康信息获取行为过程中起着重要的正向作用已得到证明。要提高老年人网络健康信息获取能力与素养，从数字反哺的角度切入进行研究是必要且可行的。

第三节　老年人健康信息获取行为影响因素和建议

一、老年人健康信息获取行为受多重因素影响

研究表明，老年人在面对健康问题时会积极寻求信息，而获取信息通常是为了自身和家人。对于健康信息，他们更倾向于获取有关疾病诊疗、预防和养生保健方面的知识，这些信息会对他们的饮食和作息方式产生影响。大部分老年人认为数字医疗的发展对他们的生活产生了重大影响，因此他们获取健康信息的行为有所增加。他们主要通过医务人员、家人朋友和传统媒体获取信息，而且通常是在自己或家人身体不适时，或为了减少健康隐患。大多数老年人认为自己获取信息的能力一般甚至较差，主要影响因素是无法分辨信息的真实性和不理解专业术语。他们在网络上获取信息时也有难度，包括获取困难、真伪辨别困难和专业术语理解困难等情况。

近年来，数字医疗迅速发展，使得老年人获取健康信息更加便捷快速。每个社会成员都受益于数字医疗技术的进步。然而，由于年龄增长和生理功能下降，老年人的理解能力相应有所降低。此外，网络健康信息的获取依赖移动设备和互联网的使用，老年人是否具备熟练使用这些设备的能力也将影响他们的信息获取能力。研究发现，学历较高、年龄

较小的老年人更能够熟练地获取健康信息。

老年人的认知水平和重要性感知越高，心理状态越好，获取健康信息的意愿就越强烈。健康信息素养主要包括获取健康信息的能力、意识和知识储备。良好的健康信息素养能够促使老年人积极获取信息。因此，老年人中健康信息素养水平较高者更愿意获取信息，能够较好地区分信息的质量，从而更好地利用所获取的健康信息。信息层面主要涉及信息质量、信息渠道和信息效用。老年人往往无法准确评估健康信息的质量，对医学专业知识也难以掌握，这导致他们无法将信息与自身需求合理匹配。此外，老年人获取健康信息的渠道相对固定和有限，导致他们对信息的效用感知不够明显。

研究指出，数字医疗环境对老年人获取健康信息的行为产生明显影响。传统线下问诊存在挂号烦琐、等待时间长等问题，因此越来越多的老年人选择尝试线上挂号、在线问诊、网上购药等方式。在访谈和问卷调查中，这一趋势得到了验证。尽管老年人的技能逐渐减退，但国家政策的支持、亲友的帮助以及社交网络的影响，使他们更愿意且更便利地获取权威可靠的信息，增强了他们对数字医疗的接受程度，促进了老年人获取健康信息的行为。高频次、高质量的老年人健康信息获取行为需要老年人和社会共同努力。老年人应加强沟通与分享信息的意识，不断提升健康信息素养，并通过易于理解、利于应用的信息获取途径，提高自身健康水平。社会层面需要增设助老服务，规范信息质量，创造良好的健康信息获取环境。

二、健康信息关注与家庭沟通模式影响健康信息分享

（一）"个人—家庭"视角下家庭内部的健康信息分享

家庭内部的健康信息分享，特别是父母与子女之间的健康信息分享，不论是通过面对面交谈还是电话、微信等方式，都是家庭中健康传播和代际沟通的重要组成部分。但不同于其他信息的交流，家庭情境下的健康信息沟通容易触及两代人在信息渠道、健康信念、健康素养及价值观上的差异和冲突，更有可能挑战代际既有的秩序和结构。特别是随着网络的普及和年轻一代数字素养的提升，子女相较于父母更善于利用各类媒介渠道获取有效的健康信息，进而通过信息反哺等方式为父母提供健康信息这导致原本固结的社会关系在代际发生断裂，出现了不同于传统中前喻文化的"后喻文化"，即父母需要反过来向子女学习。然而，既有的健康信息传播研究等多关注父母作为家庭中传播主体的表现，却忽略了子女也能通过健康信息分享影响到父母，存在所谓"子女效应"。因此，本书试图从子女的角度出发，在家庭这一特定的传播情境下，探究子女对父母的健康信息分享行为及其影响因素。

研究发现，个体认知因素，如媒介关注、态度、主观规范、自我效能感、病情担忧、利他主义和健康素养等都能显著影响健康信息分享行为。人们也会考虑父母的日常健康需求而与之分享健康信息。但值得注意的是，子女在与父母分享健康信息时未必能顾及父母的情感或"面子"需求，甚至可能因为两代人的认知不对等而影响到家庭关系，导致子女在家庭健康信息沟通中扮演"期望违背者"或"分享犹豫者"的角色。在部分父母眼中，子女的健康信息分享行为是对传统家庭代际话语秩序的冲击，是对家中健康话语权的争夺和对父母权威的挑战，因此可

能引发部分父母软性的抗议或激烈的拒绝，最终导致父母与子女对峙的状态。要平衡这一复杂的家庭关系，就需要考虑家庭因素的作用。

（二）个人认知因素：健康信息关注对健康信息分享的影响

健康信息分享是推动健康信息传播的必要环节。子女对父母的健康信息分享能为父母的健康行为改变提供信息和情感支持，也有利于家人之间的情感沟通和关系建构。本书将所有与健康相关的信息定义为健康信息，如医疗、养生、疾病、营养、治疗、运动、减肥等。目前，国内外的健康信息分享研究已取得了较为丰富的成果。个体需要经历信息认知、情感态度等一系列过程，才能驱动健康信息分享行为。而媒介和信息是这一过程的起点，对媒介与健康信息的关注度越高，就越有可能改变或强化个人的健康认知，进而推动健康信息分享。

（三）家庭因素：家庭沟通模式对人们与父母健康信息分享的影响

20世纪70年代，Mcleod和Chaffee提出家庭沟通模式理论（family communication patterns theory），将家庭沟通模式划分为社会定向（socio-oriented）和概念定向（concept-oriented）两个维度，以探究家庭沟通环境对子女现实认知及社会化的影响。之后，Ritchie和Fitzpatrick修订了家庭沟通模式，改用对话取向（conversation orientation）和妥协取向（conformity orientation）两个维度。其中，对话取向指家庭成员间分享彼此观点、感受和信仰的程度——高对话取向的家庭沟通模式鼓励所有家庭成员广泛、无限制地相互交流，家庭成员相对平等，沟通频率较高；低对话取向的家庭沟通模式下家庭成员之间公开讨论的话题十分有限，互动频率较低。妥协取向则要求家庭成员在观点、信仰和态度上保持一致，在代际背景下意味着家庭成员须服从家中的权威人士——高妥协取向的家庭强调家庭成员要拥有相同的世界观和价值观，从而在互动中避免家庭冲突，同时在长幼有序的家庭等级观念影响下更是要求子女表现出对父母的服从；低妥协取向的家庭则允许家庭成员有不同的价值观，鼓励独立性和异质性。总体而言，对话取向和妥协取向此消彼长，呈负相关关系。家庭沟通模式理论的价值在于能够从意义建构的角度直观描述家庭沟通实践，并将之用于预测和解释家庭内外的各项行为、现象和结果。

研究发现，家庭沟通模式会影响家庭成员的社会环境感知、心理状态、信息处理能力及信息沟通实践。高对话取向的家庭沟通模式有助于提升代际沟通的舒适度，让子女愿意在家庭中分享讨论各类话题，即使是具有争议性或敏感性的话题。相较之下，高妥协取向的家庭沟通模式会在父母和子女之间筑起高墙，使得子女在与父母讨论可能违反父母期望或价值观的话题时，试图隐瞒或避免分享信息。本书关注的健康信息分享，本质上是子女与父母就健康话题开展的信息沟通和家庭交流，其特殊之处在于这类信息的分享可能有违父母的健康观念、挑战他们在家庭中的权威。在我国的家庭结构和孝道文化影响下，不同的家庭沟通模式是否会导致人们在与父母分享健康信息时选择"知难而退"抑或"明知故犯"，这一点十分值得探讨。

三、老年人网络健康信息获取建议

（一）老年人心理层面

1.客观认识网络健康信息

对于老年人自我健康科学管理，网络健康信息的获取有很大益处。利用网络的便捷性等特点，老年人可以轻松省时地获取所需健康信息，免去了线下就医的不便之处。然而，对于老年人而言，接受和使用网络健康信息仍存在一些挑战。要获取网络健康信息，先要从心理层面正视其重要性，客观认识网络就诊、在线用药咨询、拓展健康知识等行为的益处，提高对网络健康信息的认知。同时，老年人需要培养辨别网络健康信息的能力，识别对自己有用的信息，谨慎判断信息真伪。只有具备一定的信息辨别能力，才能从海量信息中筛选出真正有益、科学的健康信息，真正客观认识和获取网络健康信息。

2. 调整传统观念与认知习惯

随着信息时代的到来，年轻一代拥有更多的发言权，导致家庭结构更为扁平化。然而，中国传统的"家文化"赋予了中国家长比西方家庭更强的权威观念。因此，中老年群体向晚辈请教网络健康信息知识面临更多挑战。他们需要调整认知习惯，从子代向亲代学习转变为亲代向子代学习，同时放下传统的权威观念，承认子代的"技术专家"身份，并客观面对网络健康信息可能带来的对传统生活习惯和所掌握的健康知识的颠覆。只有放下权威观念，调整认知习惯，增强主动学习意识，借助家庭年轻一代的数字技术指导，接受来自社会的帮助与支持，中老年群体才能真正学习获取有益的网络健康信息，充分利用网络健康信息，以改善自身健康状况。

3. 提升对话取向理念

良好的亲子沟通有助于家庭关系和谐，也会对双方的认知产生影响，这些积极结果又无疑进一步促进了亲子沟通，促成了良性循环。家庭中高度重视对话的态度是网络健康信息与技术有效传播的关键。良好的亲子沟通是促进网络健康信息数字反哺的重要因素，也有利于代际情感和信息的传递。从中老年群体的角度来看，坚持高度重视对话的理念，维持和谐的家庭氛围，与子代之间建立良好的沟通方式，不仅会积极影响网络健康信息数字反哺的过程和结果，还有助于加强亲子关系，提升在网络健康信息获取过程中接收到的来自家庭层面的情感和信息支持感知。

（二）反哺层面

1.增多数字支援

为了获取网络健康信息，需要使用网络接入设备。大部分老年人可以从子女处获得经济或物质支持。年轻人可以为老年人提供相应设备，或提供一定经济支持，以帮助长辈获取网络健康信息。在选购设备时，应选择适合老年人使用的手机，并调整为适合中老年群体使用的系统模式（如增大字体、语音辅助输入或读取文字、放大镜等）。此外，还应下载或教导其下载老年人可以使用的安全、科学的网络健康信息应用程序。应关注中老年群体使用设备情况，并提供相应的维修、更新换代等支持。保证中老年群体有良好的接入支持是他们获取网络健康信息的必要前提。

2.提供信息和情感支持

老年人需要学习数字技能已成为共识，但由于健康信息的重要性，部分子女担心长辈从网络上获取不良健康信息，从而危害他们的健康，因此不希望长辈从网络上获取健康信息。但总体而言，中老年群体通过网络获取健康信息是利大于弊的。面对潜在的弊端，重要的是规避风险，而不是规避网络健康信息。代际支持对中老年群体获取网络健康信息有显著影响。青年子女应在情感上支持长辈通过网络获取健康信息，并在其获取健康信息的过程中提供认知引导、包容、耐心、关怀等情感支持。这不仅可以帮助他们正确认识网络健康信息，更好地获取对自身有用的信息，还能给中老年群体带来正面的归属认同感，有助于他们主动融入数字环境。子代还可以通过传递、分享科学的网络健康信息等行为，提供信息支持，增加中老年群体获取网络健康信息的机会，表达对他们的关心。

3.全方位提升技术素养反哺

为了使中老年群体更有效地获取和充分利用网络健康信息，避免不良网络健康信息对健康的危害，关键是要提升他们的网络健康信息获取能力和素养。因此，年轻一代应重视网络健康信息获取，重视数字反哺，并意识到网络健康信息数字反哺能够改善中老年群体的健康问题，提升其整体数字技术能力。利用自身的数字技术和素养，年轻一代应与长辈充分交流，指导和演示网络健康信息的获取来源、路径、操作技巧等。他们应提供耐心的解答，关注长辈的使用感受。同时，年轻一代需要提升自身的网络健康信息素养，向中老年群体传递网络健康信息风险防范意识，更新他们的思想观念，提升中老年群体的健康信息数字素养。

（三）用户感知层面

1.完善平台老化适应性改进

由于身体机能下降和时代因素，中老年群体，尤其是老年群体，对以年轻人为主要目标群体的各种网络平台的适应性、接受度和使用意愿较低。然而，网络健康信息平台对中老年群体至关重要。通过完善网络健康信息平台的老化适应性改进，可以改善中老年群体对健康平台的各项感知。具体改进包括从感官层面（色彩、字体大小、视觉引导、页面信息等）、操作体验层面（路径长度、操作方式、协调适配等）和情感体验层面（广告弹窗处理、人性化设置等）改善交互界面设计。同时，应开发和升级老化模式或版本，方便中老年群体使用。另外，还需要加强专业健康信息网络平台及其老化模式或版本的宣传，提高其知名度和使用率，实现平台用户的增长。

2.提升健康信息内容品质

网络健康信息的品质亟待提高，同时要求改善当前网络健康信息环境。网络健康信息平台应向公众提供优质的健康信息，以避免劣质信息带来的不良影响。由于中老年群体的网络健康信息素养较低，因此网络健康信息平台在保证所提供的健康信息全面、丰富的同时，更应严格把控信息内容的品质，提升信息的权威性，并完善信息审核机制，监控信息源头和传播途径。政府应建立健全网络健康信息审核、发布和展示平台等方面的法律监管和治理体系，以保障网络健康信息的安全。只有在网络健康信息确实有用、可信的情况下，中老年群体才能放心使用和获取网络健康信息。

3.重视用户体验

仅凭平台端难以完全净化平台上的健康信息。因此，网络健康信息平台应考虑中老年群体的特点，为他们提供简单易操作的平台监管入口（如一键电话客服、语音留言等），拓宽并畅通中老年群体参与监管渠道，鼓励用户对平台可能存在的虚假健康信息源头、信息本身、不良广告等进行监督举报。另外，平台还应设立并完善用户体验反馈渠道，倾听中老年群体的声音，重视采纳他们的意见，从中老年群体的实际需求和使用体验的角度提升网络健康信息服务品质。

（四）社会层面

1.鼓励青年志愿者进社区协助独居老人

面对工作、生活和养老等多重压力，年轻一代中有些子女与父母居住地相距较远，很少有机会见面。对于中老年群体来说，利用网络获取健康信息是一种相对新颖的体验，而其中部分操作相对复杂，因此数字反哺的面授效果更佳。将局限于家庭场域和家庭成员之间的数字反哺置于更为宏观的层面进行考虑，而这种现实矛盾可以由社会层面进行一定的弥补。学校或社会组织可以鼓励青年志愿者进入社区，协助独居老人，传达网络健康信息获取的优势，提供技术素养面对面指导，解答独居老人在获取网络健康信息过程中的疑问，全面提升中老年群体对网络健康信息获取能力。

2. 加强老年人网络健康信息安全意识宣传

子代提供的网络健康信息数字反哺可能呈现为知识点式、碎片化，在短时间内的频次和效果较为有限。代际数字反哺可帮助中老年群体获取网络健康信息，快速掌握网络健康信息获取数字技能，但要全方位提升中老年群体的网络健康信息素养，帮助他们积累数字技能和素养，不仅需要子代的反哺，还需要社会相关方面为中老年群体提供系统化的培训宣传。医院、政府或平台等可以组织规模化的网络健康信息获取技能和素养培训，为老年人提供专业、丰富、科学、系统的专场指导。此外，医院、政府或平台等组织还应通过各种方式加强网络健康信息安全意识宣传，举办老年人专场网络健康信息安全意识宣讲会，制作健康信息网络谣言防治相关读物、宣传手册，制作宣讲影音视频，提升老年人的网络健康信息辨识能力，加强中老年群体对获取网络健康信息的自我效能感，培养其科学的网络健康信息素养。

第七章

老年人数字技能与信息
素养提升

第一节　老年人数字技能培训

随着信息技术的飞速发展，数字时代已经全面来临。在这样的背景下，数字技能培训对于老年人而言具有重要意义。一方面，当今社会的各个领域都越来越依赖数字技术，如日常购物、医疗保健、社交娱乐等。老年人若缺乏数字技能，可能会在生活中面临诸多不便，甚至与社会脱节。开展数字技能培训，可以帮助他们更好地适应现代生活，提升生活的便利性和丰富性。另一方面，对老年人进行数字技能培训也是对他们学习能力的一种激发和挑战。尽管老年人在生理上可能面临一些认知能力下降的情况，但研究表明，持续学习和新的刺激可以在一定程度上延缓认知衰退。通过参与数字技能培训，老年人能够锻炼大脑，提升思维的灵活性和敏捷性，这对于他们保持学习能力和认知功能有积极作用。此外，数字技能培训还能增强老年人的自信心和自我效能感。他们掌握了新的数字技能，能够独立完成一些在线操作时，会感受到自己的能力和价值，从而更加积极地面对生活和学习新事物。社会的发展和进步也要求老年人不断提升自己的数字素养。只有这样，他们才能更好地融入社会，与年轻一代进行有效的沟通和互动，减少代际隔阂。因此，深入研究数字技能培训与老年人学习能力之间的关系，探索有效的培训方法和策略，对于促进老年人全面发展和社会和谐进步具有重要意义。

老年人数字技能培训的方法可以采用多种途径，包括但不限于以下几种。

一、面对面培训

面对面培训是指以传统的面授课程形式进行的老年人数字技能培训方式。在这种培训模式下，通常会定期举办工作坊、讲座或课程，旨在帮助老年人更快地掌握数字技能。这种培训方法提供了直接的互动和指导，具有以下优势。

（一）实时反馈和解惑

课堂上的实时反馈和解惑是这种培训模式的显著特点之一。老年人可以随时向教师提出问题，并立即获得详细的解答和指导。这种互动不仅帮助他们理解数字技能的概念，还能够及时帮他们排除学习过程中的困惑，提高学习效率。

（二）示范演示和实践操作

在面对面培训中，教师可以通过示范演示的方式直观地展示具体操作步骤。老年人可以通过观察和模仿来学习，并在实践操作中逐步掌握相关技能。这种实践性学习方法能够加深他们对数字技能的理解，提高操作的熟练度，从而更快地掌握相关技能。

（三）个性化指导和辅导

面对面培训还注重个性化指导和辅导。教师会根据老年人的学习能力和需求，量身定制学习计划，并针对个体的学习进度进行调整和优化。这种个性化的教学方式能够更好地满足老年人的学习需求，提高老年人的学习针对性和效果。

（四）建立学习社区和支持系统

在课堂上老年人还能与其他学员建立学习社区，相互交流学习心得和经验。这种学习社区不仅可以促进知识的共享和传播，还能够激发学习的兴趣和动力，增强学习的互动性和趣味性。

（五）提供专业资源和环境

面对面培训通常在专门的培训场所举行，提供了良好的学习环境和专业的学习资源。老年人可以在这样的环境中集中精力学习，充分利用各种教学设备和工具，获得更高效的学习体验。

二、在线教育

在线教育是利用互联网和数字技术，为老年人提供数字技能培训课程的一种方式。与传统的面对面培训相比，在线教育具有诸多优势，其中最显著的是高度的灵活性。

（一）自主学习时间和地点

在线教育允许老年人根据自己的时间，自主选择地点进行学习，不受时间和地点的限制。他们可以在家中、图书馆、咖啡店等任何有网络连接的地方进行学习，避免了交通、天气等因素造成的学习障碍。

（二）个性化学习节奏

老年人可以根据自己的学习节奏进行学习，可以反复观看视频、阅读教材，也可停下来思考和消化所学内容，没有时间限制。这种个性化的学习方式有助于老年人更好地理解和掌握数字技能。

（三）互动和社交平台

许多在线教育平台提供学习社区或讨论区，老年人可以在这里与其他学员交流学习经验、提问问题、分享心得，建立学习网络，增强学习的互动性和趣味性。

（四）持续跟踪和评估

在线教育平台通常具有学习跟踪和评估功能，可以帮助老年人了解自己的学习进度和水平，及时调整学习计划，提高学习效率。一些平台还提供个性化的学习建议和反馈，帮助老年人更好地规划学习路径。

三、社区资源利用

社区资源的充分利用对于老年人数字技能培训至关重要。社区中心、图书馆和志愿者组织等资源在这方面扮演着关键角色。以下是这些资源在为老年人提供数字技能培训方面的重要性体现。

（一）社区中心

社区中心是老年人活动的主要场所之一，也是举办数字技能培训的理想场所。这些中心通常拥有完善的设施和舒适的环境，适合举办各种培训课程、讲座和工作坊。这些活动设计以老年人的兴趣和需求为中心，能够更容易地吸引他们的参与。

（二）图书馆

图书馆是一个知识和资源丰富的地方，除了提供书籍和资料外，还举办各种培训课程、讲座和工作坊，帮助老年人提升数字技能水平。图书馆通常提供安静的学习环境和专业的学习资源，有利于老年人的学习和进步。

（三）志愿者组织

志愿者组织在社区中发挥着重要作用，他们致力为老年人提供各种服务，包括数字技能培训。志愿者可以利用自己的专业知识和技能，为老年人提供个性化的指导和支持，帮助他们更好地掌握数字技能。

（四）社区合作伙伴关系

社区资源的利用可以通过建立合作伙伴关系来实现。例如，社区中心可以与当地的学校、科技公司或非营利组织合作，共同举办数字技能培训活动。这种合作可以整合各方资源，提供更丰富和专业的培训内容，使老年人受益更多。

（五）线上资源利用

社区资源不仅限于实体场所，还包括线上资源。许多社区组织和志愿者团体提供在线数字技能培训课程，老年人可以通过互联网在家中学习。这种方式具有更大的灵活性和便利性，适合那些行动不便或时间不充裕的老年人。

四、家庭教学

家庭教学是一种重要的数字技能培训方式，家人或亲友可针对老年人的具体需求和学习情况进行个性化教学。这种方式具有以下重要优势。

（一）情感联系和信任建立

家庭教学提供了一个情感联系更为密切的学习环境。老年人与家人或亲友之间已经建立了深厚的情感联系和信任基础，这有助于老年人更加放心地接受教学，更愿意向家人或亲友表达自己的困惑和问题，从而顺利进行学习。

（二）关注个性需求

家庭教学可以更加精准地关注老年人的个性需求。家人或亲友对老年人的生活习惯、兴趣爱好和学习偏好有较深的了解，能够更好地根据老年人的特点和需求制定个性化的学习计划和教学方法，提高学习的针对性和效果。

（三）轻松自在的学习环境

在家庭教学中，老年人可以在熟悉和舒适的家庭环境中进行学习，不受外界干扰。这种轻松自在的学习环境有助于老年人放松心情，更好地专注于学习内容，提高学习的效率和成效。

（四）亲密交流和互动

家庭教学提供了一个亲密交流和互动的平台。进行教学时，老年人与家人或亲友可以更加畅所欲言地交流和互动，共同探讨学习中的问题和难点，增进彼此之间的理解和沟通，提高学习的积极性和主动性。

（五）长期的陪伴和支持

家庭教学具有长期陪伴和支持的特点。与专业教师相比，家人或亲友更有可能长期陪伴老年人学习，随时为他们提供支持和帮助，不断鼓励他们坚持学习，实现数字技能的持续提升和发展。

第二节 数字技能对老年人学习能力提升的意义

数字技能对老年人学习能力提升意义在多个方面都得到了体现。

一、认知能力提升

学习数字技能对老年人的认知能力提升至关重要。这一过程中不仅要求他们不断思考、分析和解决问题，还要求他们积极运用各种认知技能。首先，学习数字技能需要老年人集中注意力，关注教学内容和操作步骤。例如，在学习如何使用新的软件或应用程序时，他们需要仔细理解其功能和操作方法，然后根据实际情况进行应用。这种集中注意力的训练有助于老年人提高专注力和学习效率。其次，学习数字技能还需要老年人不断地运用记忆力。他们需要记住各种操作步骤、命令和功能，以便在实际操作中熟练运用。通过不断练习和应用，老年人的记忆力得到了锻炼和提高，有助于他们更好地掌握所学内容。此外，学习数字技能还需要老年人培养逻辑思维能力。在解决问题或应对挑战时，他们需要进行逻辑推理和问题分析，找出解决方法。这种逻辑思维的培养有助于老年人更加理性和有效地应对各种挑战和问题，提高解决问题的能力和效率。通过学习数字技能，老年人不仅可以锻炼注意力、提高记忆力，还可以培养逻辑思维能力，从而促进大脑功能的改善和提升。这样的认知能力提升在日常生活中会使人拥有更清晰、更灵活的思维，提升生活质量。

除了以上所述，学习数字技能对老年人认知能力提升的促进作用还体现在其他重要方面。例如，学习数字技能可以激发老年人的创造性思维和问题解决能力。在解决数字技能学习过程中遇到的挑战时，他们需要寻找创新的解决方案，这样可以激发他们的创造力和灵活性。此外，学习数字技能还可以提高老年人的学习动力和自信心。随着他们不断地掌握新的技能和知识，他们对学习的兴趣和信心也会不断增加，从而进一步提升认知能力。总的来说，学习数字技能是一种全面的认知锻炼过程，通过各种活动和挑战，老年人不仅可以提高注意力、记忆力和逻辑思维能力，还可以提高创造性思维、增强学习动力和自信心，最终促进大脑功能的改善和提升。

二、社交互动增加

数字技能的学习为老年人提供了与家人、朋友和社区更加轻松联系的途径，这对于他们来说具有重要意义。通过学习如何使用社交媒体、视频通话和电子邮件等工具，老年人可以更频繁地与他人保持联系。无论是与远在他乡的子女视频通话，还是在社交平台上与老友分享生活见闻，这些数字工具为他们架起了一座便捷的沟通桥梁。这种增加的社交互动不仅丰富了老年人的生活，也有助于缓解他们的孤独感和抑郁情绪。在数字化社会中，老年人通过数字技能的学习，不仅与时俱进，也更紧密地融入社交网络之中，享受着来自社区的温暖和支持。

除了与家人、朋友和社区保持更加轻松的联系外，数字技能的学习还为老年人带来了其他重要的社交互动方面。首先，通过参与在线社区或数字技能培训班，老年人可以结识志同道合的朋友，拓展社交圈子，增加社交活动的机会。这种社交互动有助于老年人建立新的友谊关系，增强社交支持系统，提高生活满意度。其次，数字技能的学习也为老年人提供了分享知识和经验的平台。他们可以在在线论坛、社交媒体或数字技能培训课程中分享自己的见解和经历，与他人交流学习心得，从而促进相互学习和成长。此外，通过参与数字社交活动，老年人还能够保持对时事和社会动态的关注，与年轻一代保持沟通和交流，从而实现跨代交流和互助。总之，数字技能的学习为老年人提供了丰富多彩的社交互动机会，不仅促进了个人成长和社交网络的扩展，也有助于增强社区凝聚力和社会融合感。

三、生活质量改善

生活质量的改善是老年人学习数字技能的重要收获之一。通过掌握数字技能，他们可以更好地应对日常生活中的各种挑战，从而提高生活的便利性、舒适度和自主能力。首先，数字技能使老年人能够更加便捷地进行日常生活中的各项活动。例如，他们可以利用互联网购物平台轻松购买所需的商品，订购外卖服务，无须外出即可享受各种美食。此外，通过在线预约医疗服务，老年人可以更方便地获得医疗资源，及时就医治疗，提高健康管理的效率和便利性。其次，学习数字技能还为老年人提供了丰富多彩的生活选择。他们可以通过网络学习平台学习新的知识和技能，探索新的兴趣爱好，充实自己的精神生活。此外，他们还可以利用数字技能参与志愿者活动，为社会做出贡献，增强社交联系，从而拓展了自己的社会圈子，丰富了退休生活。总的来说，通过学习数字技能，老年人不仅能够更便捷地解决日常生活中的问题，提高生活质量和自主能力，还能够开拓新的生活领域，丰富退休生活，拓展社交圈子，从而过上更加充实、多姿多彩的生活。

除了便捷地进行购物、预约医疗服务等日常活动，学习数字技能还为老年人带来了更广泛的生活选择和丰富的体验。通过网络学习平台，他们可以随时随地获取各种知识和技能培训，满足自己对知识的渴望，拓展自己的兴趣爱好。无论是学习新的语言、掌握摄影技巧，还是尝试烹饪美食，数字技能为老年人提供了无限的学习和探索空间。此外，参与志愿者活动也成为许多老年人学习数字技能后的选择之一。他们可以利用数字工具寻找志愿者机会，为社会做出自己的贡献，体验到帮助他人、回馈社会的成就感和快乐。通过参与志愿者活动，老年人不仅可以丰富自己的生活经历，还可以拓展社交圈子，结识志同道合的朋友，增强社交联系，缓解退休生活中的孤独感和抑郁情绪。因此，学习数字技能不仅仅是提高生活便利性和自主能力，更是开启了老年人全新生活的大门，为他们的晚年生活增添了更多色彩和乐趣。

四、学习动力增强

学习数字技能对老年人学习动力的增强起到了关键作用。成功掌握一项新技能不仅仅是学习过程的结束，更是一种对自身能力的认可和肯定。这种成就感和自信心的提升会激发老年人继续学习的动力。通过克服学习过程中的挑战和困难，他们体会到了自己的成长和进步，从而更加积极地投入学习中去。这种积极的学习体验不仅滋养了他们的内心世界，也增强了他们的自我认知和学习信心。老年人意识到自己具备不断学习和适应新事物的能力，这种认知会激发他们继续学习的兴趣，进而探索和学习其他领域，保持身心活力。因此，学习数字技能不仅仅是获取知识和技能，更是一种促进自我成长和发展的过程，为老年人的晚年生活注入了新的活力和动力。

此外，学习数字技能也为老年人提供了实现个人目标和追求兴趣爱好的平台。通过数字技能的学习，他们可以掌握各种工具和资源，从而更好地实现自己的个人愿望和抱负。这种实现目标的经历会进一步增强他们对学习的动力，激发他们对未来学习和探索的热情。因此，学习数字技能不仅仅是获取知识和技能，更是一种实现自我成长和潜力释放的过程。通过不断学习和积累经验，老年人能够保持身心的活跃和年轻，充分展现晚年生活的丰富多彩和充满活力。

第三节　老年人信息素养教育的策略

一、老年人信息素养教育的关键要素

（一）基础知识教育

老年人信息素养教育的策略至关重要，其中基础知识教育是关键的一环。老年人作为数字化社会的参与者，需要掌握基本的信息技术知识，这包括计算机操作、网络使用以及信息搜索等方面的基础内容。通过系统而渐进的教育方式，老年人可以逐步建立起对数字技术的认知，从而增强在数字化环境中的信息素养。在基础知识教育中，教育者应该采用简单易懂的语言和生动具体的示范，以帮助老年人理解和掌握信息技术的基本概念和操作方法。此外，教育内容应该根据老年人的学习需求和实际情况进行针对性设计，注重实用性和可操作性，使老年人能够将所学知识应用到日常生活中去。在基础知识教育中，还应该注重互动和实践。老年人通过实际操作和练习，才能更好地掌握信息技术的使用方法，并逐步建立起自信心和兴趣。因此，教育者可以组织各种形式的实践活动，如实验、演示、小组讨论等，让老年人亲身体验和参与到学习过程中来，从而提高学习效果。

（二）信息鉴别能力的培养

信息鉴别能力的培养对老年人在数字化时代的生活至关重要。这一能力可以帮助他们学会辨别信息的真实性和可信度，从而有效地防止受到虚假信息的误导和欺骗。为了培养老年人的信息鉴别能力，教育者需要教导他们识别可靠的信息来源。老年人应该学会分辨各种信息来源的权威性和可信度，如官方网站、知名媒体机构、学术期刊等。他们需要了解如何辨别可靠的新闻来源和网站，以及如何避免受到社交媒体和不可信的网站发布的虚假信息的影响。教育者还应该指导老年人掌握判断信息真实性的方法和技巧。老年人需要学会分析信息内容和来源，审查信息的逻辑性和合理性，以及了解如何验证信息的准确性和可信度。他们应该警惕一些典型的虚假信息特征，如拼写错误、不合逻辑的内容、缺乏来源的证据等，从而避免被误导。教育者还可以通过案例分析和实际演练等方式帮助老年人提升信息鉴别能力。通过与老年人分享实际案例和常见的虚假信息，让他们分析和评估信息的真实性和可信度，从而培养其辨别信息的能力。同时，教育者可以组织一些实际操作和练习活动，让老年人实际运用所学的信息鉴别技巧，从而更好地应对日常生活中的信息挑战。

（三）隐私保护意识的培养

隐私保护意识的培养对老年人在数字化时代的安全和稳定生活至关重要。这一培养过程强调个人信息保护的重要性，并教导老年人如何在网络上保护自己的隐私和安全。老年人需要意识到个人信息保护的重要性。他们应该明白个人信息可能被不法分子利用从而导致财产损失、身份盗用等问题。教育者可以通过案例分析、新闻报道等方式向老年人展示个人信息泄露可能造成的后果，从而提高他们对隐私保护的重视程度。教育者需要向老年人传授隐私保护的基本知识和技巧，这包括如何设置复杂的密码、避免在公共网络上输入敏感信息、定期更新软件和系统以及安装杀毒软件等。老年人还应该了解如何识别和防范网络诈骗、钓鱼网站等网络安全威胁，以保护自己的隐私和财产安全。教育者可以通过实际操作和模拟演练帮助老年人掌握隐私保护技能。例如，教导他们如何进行隐私设置，如何审查和管理个人信息的共享权限等。通过实践操作，老年人可以更直观地了解隐私保护的重要性，并掌握实用的保护技巧，从而建立起一种持续的隐私保护意识。这需要教育者与老年人建立起沟通和信任的关系，定期进行隐私保护意识的培养和强化。老年人应该时刻保持警惕，不轻信陌生人的信息请求，及时更新个人信息保护措施，从而有效地保护自己的隐私和安全。

（四）信息利用技能培养

信息利用技能的培养对老年人在数字化时代的适应和发展至关重要。这一培养过程旨在帮助老年人掌握利用信息解决问题的能力，包括信息搜索、数据分析、信息共享等方面的技能。老年人需要学会有效地进行信息搜索。他们应该掌握使用搜索引擎的基本技巧，了解如何选择关键词、筛选搜索结果以及评估信息的可信度和准确性。通过有效的信息搜索，老年人可以获取所需的知识和信息，从而更好地解决生活和工作中遇到的问题。老年人需要培养数据分析的能力。在数字化时代，数据无处不在，老年人需要学会如何收集、整理和分析数据，从中发现规律和趋势，为决策提供支持。这需要他们掌握基本的数据处理工具和方法，如 Excel 等，以及了解数据可视化的技巧。老年人还需要学会如何有效地共享信息。他们应该了解如何使用电子邮件、社交媒体等工具进行信息交流和分享，与他人合作解决问题，促进知识的传播和共享。通过信息共享，老年人可以借助他人的智慧和经验，更快地解决问题，实现个人和社区的发展。

（五）持续学习机制建立

建立老年人信息素养持续学习的机制是促进他们在数字化时代持续发展的关键一环。这一机制旨在通过定期的培训课程或社区活动，帮助老年人不断提升信息素养水平，从而使他们更好地适应快速发展的数字化社会。持续学习机制下，可以定期组织针对老年人的信息技术培训课程。这些课程涵盖基本的计算机操作、网络使用、信息搜索等方面的知识，旨在帮助老年人建立起坚实的信息素养基础。通过系统的培训，老年人可以不断更新自己的知识，提高新技术应用能力。持续学习机制下，可以组织丰富多彩的社区活动，以吸引老年人参与，而这些活动可以包括信息技术讲座、数字化生活体验、技能交流等。同时，社区活动为老年人提供了交流和分享的平台，可促进他们彼此之间的学习和进步。持续学习机制下，还可以借助在线学习平台和数字化资源，为老年人提供随时随地学习的机会。通过提供在线课程、视频教程等资源，可让老年人根据自己的时间和兴趣进行学习，从而更好地适应自己的学习节奏和需求。

二、提高老年人信息素养的有效策略

（一）开展信息素养教育活动

开展信息素养教育活动是提高老年人信息素养的有效策略之一，通过在社区、学校、图书馆等场所组织相关活动，可以有效地提升老年人的信息素养水平。这些教育活动可以包括针对老年人的培训课程，教导老年人如何使用计算机、互联网以及常见的应用程序，从而让他们掌握基本的数字技能，提高信息获取和处理能力。通过举办讲座等，可以让老年人了解到信息素养的重要性，以及如何在日常生活中应用所学知识。这些讲座可以涵盖信息鉴别、隐私保护、网络安全等方面的内容，帮助老年人更好地认识数字化时代的挑战和机遇，提高信息素养水平。利用教育活动还可以为老年人提供实践机会，让老年人通过实际操作来巩固所学知识。例如，组织实地考察、实验课程或小组讨论，让老年人亲自动手操作，练习信息检索和分析，从而增强他们的实际操作能力和应用能力。

（二）制订个性化培训计划

制订个性化培训计划，可以确保培训的有效性和可持续性。针对老年人的年龄特点，制订个性化培训计划时可以考虑将课程内容分解成小块，设置适当的学习目标，进行合理的时间安排。由于老年人的学习能力可能相对较低，因此可以采用渐进式的教学方法，循序渐进地引导他们逐步掌握信息技术知识和操作技能。

考虑到老年人的健康状况，制订个性化培训计划时应该注意到他们可能存在的身体不便和注意力不集中等问题。在教学过程中，可以设置适当的休息时间，组织放松的小组活动，有助于老年人保持身心健康，提高学习效果。制订个性化培训计划时还应根据老年人的学习能力和兴趣爱好，灵活调整教学内容和方式。可以根据老年人的学习偏好，选择不同的教学资源和教学方法，如使用图文结合、讲解配合演示等多种方式，以满足老年人的个性化学习需求。

（三）利用易于理解的教材和学习工具

对于老年人而言，数字技术和信息素养的理解和应用可能有一定的难度，因此需要使用易于理解和操作的教材和学习工具来帮助他们更轻松地学习和掌握相关知识。易于理解的教材应该简洁清晰，避免使用过于复杂的术语和概念。教材内容应该按照老年人的学习能力和理解程度，逐步展开，由浅入深，以便他们渐进地掌握知识。教材和学习工具应该具有直观的操作界面，提供友好的用户体验。老年人可能对于数字设备和软件操作不太熟悉，因此教材和学习工具应该设计简单易懂的界面，提供清晰明了的操作指导，帮助他们更轻松地掌握相关技能。教材和学习工具可以为多媒体形式，包括文字、图片、视频等多种形式，以便老年人通过不同的感知方式学习和理解知识。例如，可以通过视频演示或图文结合的方式展示操作步骤，帮助老年人更直观地理解和掌握相关技能。教材和学习工具应该具有交互性和实践性，让老年人通过实际操作来学习和巩固所学知识。例如，可以设置练习题或模拟操作场景，让老年人通过实际操作来加深理解，提高学习效果。

（四）建立互助学习机制

建立互助学习机制对于提高老年人的信息素养至关重要。这种机制鼓励老年人之间相互学习、分享经验，从而有效地提高信息素养学习效果和社会参与感。互助学习机制通过促进老年人之间的交流和互动，激发了他们的学习兴趣和动力。老年人在相互交流的过程中可以分享自己的学习经验、技巧和心得体会，从而加深对知识的理解和掌握。这种学习氛围能够激发老年人的学习热情，提高他们的学习积极性。互助学习机制可以有效地弥补老年人个体学习中的不足。在互助学习的过程中，老年人可以借助他人的帮助和指导，解决自己学习中遇到的问题和困难，从而提高学习效率和学习质量。这种互助学习的方式能够更加全面地促进老年人信息素养水平的提升。互助学习机制还能够增强老年人的社会参与感和归属感。通过与他人合作学习、共同成长，老年人能够感受到团队合作的力量和温暖，增强对社会的融入感和认同感。这种社会参与感和归属感能够促使老年人更积极地参与学习活动，推动其信息素养水平不断提升。

（五）倡导家庭支持

倡导家庭支持对于提高老年人的信息素养至关重要。家庭是老年人学习的重要场所和支撑点，家庭成员的支持和鼓励对老年人提高学习积极性和学习效果起到至关重要的作用。家庭成员可以为老年人提供必要的学习设备，并为他们创造良好的学习氛围，营造安静、舒适的学习环境。这种支持有助于老年人更加专注地学习，并提高学习的效率和质量。家庭支持可以给予老年人情感上的支持和鼓励。学习数字技能对于一些老年人来说可能是一项新的挑战，他们可能会面临学习困难和挫折。在这个时候，家庭成员的支持和鼓励尤为重要，可以给予老年人信心和勇气，帮助他们坚持学习，克服困难，取得学习的成就感。家庭成员还可以与老年人一起参与学习，共同成长。家庭支持不只是提供物质上的支持，更重要的是陪伴和共同学习的过程。家庭成员可以与老年人一起学习，互相帮助，互相学习，共同进步。这种共同学习的方式不仅增强了家庭成员之间的亲密关系，还让老年人感受到家庭的温暖和支持，更有动力地投入学习中去。

第八章

社会支持与老年人健康信息素养

第一节 社会支持的概念与作用

随着技术准入门槛越来越低，更多的老年人开始在网络上自主获取健康信息，社会网络程度的加深改变了人们的健康生活方式。在生活水平不高并伴随着诸多健康问题的情况下，为满足自身的信息需求，老年人需充分利用任何能获得的社会支持。

社会支持包含三个方面：社会嵌入性、感知到的社会支持和有效的社会支持。本书主要关注"有效的社会支持"，即人们采取的实际行动，如资金转移、信息交换、提供指导和反馈、服务和推荐。对于"有效的社会支持"，学者提出了多种分类标准，尽管缺乏共识，但社会支持研究通常强调三种类型：信息支持、实质支持和情感支持。信息支持指提供有助于实现目标的信息或指导；实质支持指提供具体的援助，如金钱和食物；情感支持通常在亲密关系中获得，指有人倾听、同情、安慰、关心。

社会支持是指至少两个人之间感知到的资源交换，旨在增进接收方的福利。这一概念表明社会支持实质上是一种交流活动，是一个交易的、象征性的过程，包括个体对彼此情感、认知或行为状态的影响。社会支持以接受者和提供者之间的语言和非语言交流形式出现，减少了不确定性，并增强了个体对经验的控制感。

第二节　社会支持的来源和形式

社会支持可以来自多个方面和渠道，包括但不限于以下几种。

一、家庭支持

家庭是老年人最重要的社会支持来源之一。家庭成员可以为老年人提供情感上的支持、日常生活上的帮助，并进行信息和知识传递。在家庭中，老年人可以感受到温暖、关爱和安全感，这对他们的健康和幸福具有重要意义。

二、社区支持

社区组织可以为老年人提供各种形式的支持和帮助。例如，社区服务中心可以开展健康知识讲座、技能培训课程，为老年人提供社交活动和娱乐项目，增强他们的社会参与感和幸福感。

三、社交网络支持

对于老年人而言，社交网络也是重要的支持来源。朋友、邻居、同事和志愿者等社交网络成员可以为老年人提供情感上的支持、信息资源和帮助。通过与社交网络中的成员保持联系，老年人可以感受到社会的温暖和关爱，减少孤独感和抑郁情绪。

四、政府和非政府组织支持

政府和非政府组织也可以为老年人提供各种形式的支持和服务。政府部门可以制定相关政策和法规，为老年人提供福利和保障；非政府组织可以开展各种社会公益活动，为老年人提供帮助和支持。

这些社会支持的形式可以相互结合和协调，为老年人提供全方位、多层次的支持和帮助，促使他们健康和幸福。社会各界应该共同努力，建立健全的社会支持体系，为老年人提供更加完善的支持和服务。

第三节　社会支持对老年人的意义

一、技术支持与健康信息寻求

人类的生存史就是一部技术的发展史，技术与人类文明相伴存在，每一次技术的变革都带来了人们生存逻辑的变化。人们适应疾病的方法之一便是主动寻求社会支持，如借助电视和网络媒体主动获取健康信息的行为，其中也伴随着偶然的浏览行为。人们获取的健康信息大多与自身处境相关，如养生方面的预防类信息等。电视被认为是一种"传统"的媒体，但许多人仍然从电视中获得各种形式的健康信息。电视作为一个健康信息提供者，有助于增加人们的健康知识，特别是老年人、穷人和受教育程度较低的人。

预防类信息作为养生的关键在人们获取的信息中处于明显的地位，重视健康的人们会根据获得的内容养成健康的生活习惯。网络技术持续向中高龄人群渗透，以 40～49 岁和 50 岁及以上网民群体的增长较为明显。随着网络的全面覆盖和智能手机的流行，社区的中老年人上网搜索健康信息成为日常行为。人们通过搜索、浏览的方式获取一些疾病治疗和预防类的内容。治疗类内容在网络搜索中格外突出，人们在网络和社交媒体中也会偶然浏览到很多内容。

二、信息赋权下人与技术的互动

在信息赋权的背景下，人与技术的互动对老年人获得社会支持有着重要意义。随着技术的发展，老年人通过各种智能设备和平台，能够跨越时空的限制与亲朋好友保持紧密联系，获得情感上的支持。他们可以随时与远方的家人进行视频通话，分享生活中的点滴，缓解思念之情，这种便捷的互动方式极大地增强了老年人的心理慰藉。 技术也为老年人提供了丰富的信息资源，让他们能更好地了解世界和健康知识。在线健康课程、养生资讯等能帮助他们提升自我保健意识，更科学地管理自己的健康。而且，在与技术互动的过程中，老年人不断学习和适应新事物，这有助于保持大脑的活跃，提升认知能力，增强他们的自信心和独立生活能力。 同时，一些专门为老年人设计的社交平台和应用程序，为他们构建了专属的社交圈子。在这里，他们可以找到有共同兴趣和经历的伙伴，互相交流、鼓励和支持。这种基于技术的社会互动，为老年人提供了更多的社交机会和情感寄托。 此外，信息赋权下的技术还能让老年人更容易获得社会服务和帮助。比如通过在线预约医疗服务、求助社区等，使他们在需要时能及时得到支持。技术还能让社会机构更好地了解老年人的需求，从而提供更精准的服务和支持。总之，在信息赋权下，人与技术的互动为老年人的社会支持带来了诸多积极影响，极大地提升了他们的生活质量和幸福感。

三、朋友支持与健康信息讨论

在互动中支持类型不是割裂的，在给予别人信息支持的同时，情感上的互动也随之发生。在社会支持中，朋友支持与健康信息讨论对老年人意义重大。朋友支持为老年人提供了至关重要的情感慰藉，使他们在面对可能的孤独与寂寞时能获得理解、关心与陪伴，其喜怒哀乐能有分享之处，内心得以安抚。同时，这增强了他们的社交联系，使他们避免社交隔离，而且朋友的鼓励能提升老年人面对困难时的心理韧性。朋友间的健康信息讨论也不可或缺，可促进知识共享，让老年人获取更多养生方法和医疗经验等，丰富认知。行为引导作用明显，朋友成功的健康行为案例能激发老年人效仿。此外，在朋友帮助下，老年人还可完善健康理念。朋友支持与健康信息讨论相辅相成。两者共同作用全面提升老年人的健康信息素养，促进老年人健康行为养成，增强老年人健康管理能力。可通过社区活动、兴趣小组、老年大学等途径，让老年人有机会结交新朋友，拓展社交圈，为健康信息交流提供良好平台。

四、提供所需信息和知识资源

可为老年人提供所需的信息和知识资源，帮助他们更好地获取健康信息和提升信息素养。在数字化时代，信息的获取和利用变得越来越重要，网络可以成为老年人获取正确、可靠信息的重要渠道。老年人可以得到来自亲友、社区组织、健康机构等渠道的信息分享和指导，从而了解健康知识、学习健康技能，提高自身的健康水平和信息素养。可以帮助老年人更好地适应信息技术的发展，提升数字素养。随着科技的不断进步，数字化技术已经渗透到人们的日常生活中，因此老年人也需要学习和掌握数字技能。另外，可为老年人提供相关的培训和指导，帮助他们学习如何使用智能手机、电脑等设备，上网搜索信息，使用社交媒体等工具，从而更好地适应数字化时代，提升数字素养水平。

综上所述，通过社会支持，老年人可以获得更多的资源和机会，提升健康信息素养，从而保持健康和积极的生活态度。

第四节　社会支持与健康信息素养的关联

社会支持与健康信息素养之间存在着密切的关联，这种关联体现在多个方面。

一、情感支持与心理健康

情感上的支持和安慰，有助于缓解老年人的焦虑、抑郁等心理问题，从而维护其心理健康。良好的心理状态是学习和掌握健康信息所需的基础，因为心理健康状态良好的个体更容易保持学习的积极性和专注度。

二、信息获取与认知健康

社会支持网络为老年人提供了获取健康信息的渠道，有助于提高其认知水平。通过获得来自家人、朋友以及社区组织的信息支持，老年人能够更容易地获取健康相关的知识，提高对健康问题的认知水平，从而更好地应对和管理自身健康。

三、行为影响与健康决策

良好的社会支持可以对老年人的行为产生积极影响，鼓励他们采取更健康的生活方式和行为习惯。家人、朋友和社区组织的支持和鼓励可以促使老年人更积极地参与健康促进活动，遵循医疗建议，从而提高健康信息素养水平。

四、社会参与与生活质量

良好的社会支持可以增强老年人的社会参与感和幸福感，提高生活质量。通过参与社区活动、与朋友互动等方式，老年人可以感受到社会的温暖和关爱，从而更积极地投入健康信息素养的学习和实践中。

综上所述，社会支持在多个层面上促进了老年人的健康信息素养的提升，从心理健康到行为决策再到信息获取，社会支持都扮演着重要的角色，有助于老年人更好地应对健康挑战，提高生活质量。

第五节　社会组织与老年人健康信息素养

一、社会组织在提升老年人健康信息素养中的作用

社会支持对老年人的健康信息素养具有重要影响，主要体现在以下几个方面：

（一）情感支持与心理健康

社会支持可以提供情感上的支持和安慰，帮助老年人缓解焦虑、抑

郁等心理问题。心理健康是健康信息素养的重要组成部分，而良好的社会支持可以帮助老年人保持积极的心态，增强应对压力和困难的能力。良好的社会支持可以降低老年人的焦虑和抑郁水平。在面对生活中的困难和挑战时，有家人、朋友或社区的支持可以让他们感到被关爱和支持，从而减轻负面情绪的压力，保持心理健康的平衡。社会支持还可以提供情感上的安全感，让老年人感到自己不是孤独的，有人愿意倾听和帮助他们，这对于缓解孤独感和抑郁情绪具有积极的作用。

（二）信息获取与认知健康

社会支持网络为老年人提供了获取信息的重要渠道，这对于他们的认知健康和健康信息素养的提升具有显著意义。通过社会支持网络，老年人可以获得来自家人、朋友、社区组织或在线社交平台的健康信息和建议。这些信息涵盖了健康生活方式、疾病预防、医疗服务等多个方面，有助于老年人了解最新的健康资讯和科学研究成果，提高对健康问题的认知水平。良好的社会支持可以激发老年人的学习兴趣和主动获取信息的意愿，促进其积极参与健康信息素养教育活动。通过参与培训课程、健康讲座、在线学习等形式，老年人可以系统学习健康知识，掌握科学的健康管理方法，提高自我保健意识和健康行为水平。

（三）行为影响与健康决策

社会支持在老年人的健康决策和行为影响方面发挥着重要作用。家庭成员、朋友以及社区组织通过提供健康建议和支持，能够帮助老年人更好地认识到自己的健康状况，并激励他们采取积极的健康行为。这种支持可以包括鼓励老年人进行定期体检、参加健身活动、保持良好的饮食习惯等，从而促进健康信息素养的提升。社会支持还可以提供实际的帮助和资源，使老年人能够更轻松地采取健康行为。例如，家人可以陪伴老年人进行户外散步或运动，社区组织可以组织健康讲座或健康体检活动，为老年人提供专业的健康咨询和服务。这种实际的支持能够增强老年人采取健康行为的信心和动力，有助于他们更好地管理自己的健康。

（四）社会参与与生活质量

良好的社会支持不仅有助于老年人的健康决策和行为影响，还能增强他们的社会参与感和生活质量。通过积极参与社区活动、志愿者服务以及与朋友、家人的互动，老年人能够感受到社会的温暖和关爱。这种参与感可以帮助他们建立起更为丰富和有意义的社会关系，减少孤独感和抑郁情绪，提高生活满意度和幸福感。社会支持还可以为老年人提供各种资源和机会，促进他们更广泛地参与社会活动。例如，社区组织可能提供兴趣班、健康讲座、文化活动等丰富多彩的活动，老年人可以通过参与这些活动结识新朋友、拓展社交圈子，并在与他人的交流中不断学习和成长。这种积极的社会参与可以激发老年人的学习兴趣和自我实现的愿望，有利于提高他们的健康信息素养水平。

因此，社会支持与老年人健康信息素养之间存在密切的关系，良好的社会支持可以为老年人提供必要的支持和帮助，促进其健康信息素养的提升，从而改善其健康状况和生活质量。在社会各界的共同努力下，建立健全的社会支持体系，为老年人提供更加全面和有效的支持和服务，是当前和未来的重要任务之一。

二、可行的社会支持策略

可行的社会支持策略是指那些在实践中被证明有效的方法和举措，可以帮助老年人提升健康信息素养，并促进他们的健康与幸福。以下是一些可行的社会支持策略：

（一）定期举办健康讲座和教育活动

社会组织可以定期举办针对老年人的健康讲座和教育活动，涵盖健康知识、健康管理技能、疾病预防等方面的内容。这些活动可以提供专业知识、答疑解惑，并提高老年人对健康的认知水平。

（二）建立健康信息平台

社会组织可以建立健康信息平台，提供可靠、权威的健康信息资源，帮助老年人获取健康资讯、了解疾病知识和预防方法。这种平台可以是网站、应用程序、社区健康中心等形式，让老年人随时随地获取所需信息。

（三）组织健康促进活动

社会组织可以组织健康促进活动，如健康体检、运动健身、健康讲座等，提供全方位的健康服务和指导。这些活动可以激发老年人的健康意识，引导他们养成健康的生活方式。

（四）开展社区志愿服务

社会组织可以组织老年人参与社区志愿服务活动，如义务讲解、社区宣传、健康调查等，通过参与服务活动增强老年人的社会参与感和责任感，提高他们对健康信息的关注度。

（五）建立互助学习机制

社会组织可以促进老年人之间的互助学习，建立学习小组或学习社区，共同学习健康知识、分享经验，相互鼓励、支持和监督。这种互助学习机制可以增强老年人的学习动力和学习效果。

（六）提供心理健康支持

社会组织可以为老年人提供心理健康支持服务，包括心理咨询、心理辅导、心理康复等，帮助他们解决心理问题、减轻压力，保持良好的心态和情绪。

（七）培训健康信息志愿者

社会组织可以招募并培训一批健康信息志愿者，他们可以是专业医护人员、健康专家或经验丰富的老年人。这些志愿者可以在社区内定期开展健康知识普及活动、提供个性化的健康咨询服务，为老年人提供专业、可靠的健康信息支持。

（八）制订健康信息素养普及计划

社会组织可以与政府部门、医疗机构等合作，共同制定健康信息素养普及计划，通过广播、电视、报纸等媒体，向社会大众传播健康知识和信息素养培训资源，提高整个社会对健康信息的认知水平。

（九）建立健康信息互动平台

社会组织可以创建在线或线下的健康信息互动平台，提供交流、分享和互动的机会。老年人可以通过这些平台与健康专家、志愿者以及其他老年人进行交流，分享健康经验、解决健康问题，增进彼此之间的社会支持和信息素养。

（十）培训社区健康导师

社会组织可以培训一批社区健康导师，他们负责在社区内组织健康促进活动、开展健康讲座、定期进行健康巡诊等工作。这些健康导师可以成为老年人健康信息素养的引领者和支持者，在社区内发挥重要作用，提升老年人的健康意识和行为。

（十一）建立数字健康教育平台

社会组织可以开发数字健康教育平台，提供老年人所需的健康信息素养培训课程、视频教程和在线学习资源。这些平台可以根据老年人的学习需求和兴趣，提供个性化的学习内容和学习进度，使他们能够随时随地方便地学习健康知识。

（十二）推动社会互联网普及

社会组织可以积极推动社会互联网的普及和应用，帮助老年人掌握数字技能，更好地获取健康信息。通过为老年人提供上网设备、网络培训和技术支持，使他们能够熟练使用互联网平台获取健康信息，提高健康信息素养水平。

（十三）建立健康信息交流平台

社会组织可以创建老年人健康信息交流平台，鼓励老年人分享健康知识、健康管理经验和健康问题。这样的平台可以促进老年人之间的交流和互动，增加社会支持网络，使他们能够从彼此的经验中学习，提高健康信息素养。

（十四）开展健康信息素养评估

社会组织可以开展健康信息素养评估活动，通过问卷调查、访谈等方式了解老年人的健康信息素养水平和需求。根据评估结果，有针对性地开展健康信息素养培训和教育活动，提高老年人的健康信息素养水平。

这些社会支持策略可以为老年人提升健康信息素养提供有效的途径和支持，帮助他们更好地理解和应用健康知识，提高健康管理能力，从而享有更健康、幸福的生活。

第九章

结论与展望

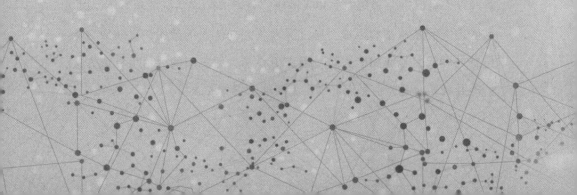

一、结论

在数字时代背景下，老年人健康信息素养愈发重要。随着医疗信息的数字化和互联网的普及，老年人能够更方便地获取健康信息，这对他们的健康管理和生活质量至关重要。因此，加强老年人健康信息素养的培养和提升是当务之急。

社会支持在提升老年人健康信息素养方面扮演着关键角色。无论是来自家庭、社区还是公共服务机构的支持，都可以有效地促进老年人对健康信息的理解和应用。因此，建立健全的社会支持体系，针对老年人的健康信息素养进行有针对性的支持和帮助至关重要。

数字鸿沟是当前影响老年人健康信息获取的主要障碍之一。由于技术使用能力、网络接入条件等方面的限制，许多老年人面临获取健康信息的困难。因此，政府、社会组织和企业需要共同努力，采取措施来解决数字鸿沟问题，确保老年人能够平等地获取健康信息。

数字技能培训和信息素养教育是提升老年人健康信息素养的有效途径。通过开展针对老年人的数字技能培训和信息素养教育，可以增强他们对数字化健康信息的理解能力和运用能力，从而提高其健康信息素养水平。这需要建立多样化、灵活性强的培训体系，以满足老年人不同层次的学习需求。

二、展望

未来可以进一步研究老年人健康信息素养的评估标准和方法，以更准确地了解其水平和需求。通过深入研究老年人的健康信息获取行为、信息处理能力和应用能力等，制定更科学、更实用的评估工具和方法，为提升老年人健康信息素养提供更精准的指导和支持。

　　针对数字鸿沟问题，可以探索更多创新性的解决方案。除了普及基础的数字技能培训外，还可以利用人工智能技术、智能设备等帮助老年人获取健康信息。例如，开发智能健康应用程序、推出智能健康设备等，让老年人能够更便捷地获取、理解和应用健康信息，减少数字鸿沟带来的影响。

　　加强社会组织和公共机构在老年人健康信息素养方面的合作，共同推动相关政策和服务的落实。通过建立跨部门、跨领域的合作机制，整合各方资源，共同开展老年人健康信息素养宣传、培训和服务工作，为老年人提供更全面、更便捷的支持和服务，全面提升他们的健康信息素养水平。

　　2023 年度湖南省社会科学成果评审委员会一般资助课题（"大智移云"时代教师信息素养评价与提升对策研究 XSP2023JYZ007）。

参考文献

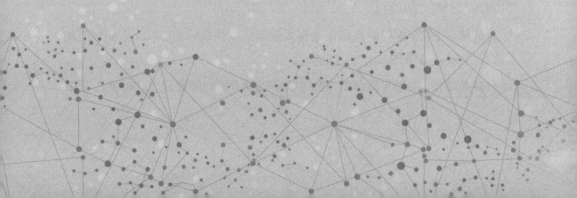

一、中文文献

[1] 国务院办公厅.关于切实解决老年人运用智能技术困难的实施方案 [EB/OL].（2020-11-24）[2024-03-21].https：//www.gov.cn/zhengce/content/2020-11/24/content_5563804.htm.

[2] 中华人民共和国国家卫生健康委员会宣传司.我国居民健康素养水平稳步提升 [EB/OL].（2013-11-11）[2019-06-09].http：//www.nhc.gov.cn/xcs/s3582/201311/f56de13175be4bf6b6790ac8cae7cfc1.shtml.

[3] 崔培荣,倪雪萍,宗明灿,等.老年慢性病患者健康信息寻求行为现状及影响因素路径分析 [J].上海交通大学学报（医学版）,2022,42（6）：805-812.

[4] 杜砚馨,李春玉,李美茜,等.老年人电子健康素养与健康促进行为关系的研究进展 [J].护理研究,2022,36（13）：2348-2352.

[5] 范磊,杨一恒,骆金铠,等.中老年慢性疾病患者健康信息素养现状及影响因素 [J].医学信息学杂志,2020,41（6）：33-37.

[6] 傅华,李光耀.健康自我管理手册 [M].上海：复旦大学出版社,2013.

[7] 高华.公共图书馆老年人健康信息素养教育的实践探索 [J].河南图书馆学刊,2021,41（9）：28-30.

[8] 高利平.健康老龄化研究 [M].济南：山东人民出版社,2011.

[9] 郭媛媛,王曼,黄明学.老年健康促进与康复指导手册 [M].北京：人民卫生出版社,2023.

[10] 韩晶,冒鑫娥,郭晓娟.健康信息素养、感知效益和感知风险对老年居民中医护理技术使用意愿的影响 [J].实用临床医药杂志,2024,28（2）：109-113.

[11] 韩姗.数字医疗时代城市老年人健康信息获取行为影响因素研究 [D].武汉：华中师范大学,2023.

[12] 黄雅荷.中老年微信用户健康信息甄别力影响因素研究 [D].武汉：华

中师范大学，2023.

[13] 金诗晓.基于社会生态系统理论的社区老年人电子健康素养干预方案的构建研究 [D].沈阳：中国医科大学，2023.

[14] 姬玉.公共图书馆老年人健康信息素养教育体系构建 [D].长春：东北师范大学，2022.

[15] 李美茜，李春玉，周丽，等.国内外数字健康素养评估工具的研究进展 [J].全科护理，2022，20（7）：906-910.

[16] 刘思奇，罗月，付晶晶，等.积极老龄化背景下老年人数字健康素养现况及对策研究 [J].护理研究，2021，35（2）：250-254.

[17] 刘思奇.积极老龄化背景下社区老年人数字健康素养评估量表的研制与实证研究 [D].重庆：中国人民解放军陆军军医大学，2022.

[18] 李少杰.老年人电子健康素养现状及影响因素研究 [D].长沙：中南大学，2022.

[19] 刘珍，张晗，张艳，等.郑州市农村老年人电子健康素养现状及影响因素分析 [J].现代预防医学，2020，47（2）：283-286，309.

[20] 李少杰，徐慧兰，崔光辉.老年人电子健康素养及影响因素 [J].中华疾病控制杂志，2019，23（11）：1318-1322.

[21] 李庆华，洪丽平，徐姗姗，等.国内老年人健康信息素养研究现状及趋势的可视化分析 [J].科技资讯，2024，22（3）：247-251.

[22] 李锋.老年人健康信息服务主体与模式 [J].湖南行政学院学报，2022（5）：70-77.

[23] 李敬.泛在网络环境下老年人健康信息素养与健康自我管理能力的关系研究 [D].延吉：延边大学，2022.

[24] 李阿玲.健康信息接触影响老年人健康行为的中介机制研究 [D].武汉：武汉理工大学，2022.

[25] 刘林曦.新媒体时代老年人健康传播研究 [J].老龄科学研究，2021，9（11）：68-77.

[26] 李成波，陈静凌.健康信息获取渠道对城市老年人健康信息素养的影响：基于我国西部地区三省市的问卷调查分析 [J].人口与发展，2020，26（2）：49-59.

[27] 罗爱静，王辅之，谢文照，等.长沙市社区老年慢病患者健康信息素养状况及影响因素 [J].中国老年学杂志，2016，36（14）：3554-3556.

[28] 李凤兰.中国农村居民心理健康素养 [M].武汉：武汉理工大学出版社，2018.

[29] 毛可，许瑞雪，梅杨梅，等.湖南省 60～75 岁农村老年人临床健康素养现状及影响因素分析 [J].职业与健康，2020，36（5）：626-629，633.

[30] 马雪婷.老年人健康信息素养现状及提升对策研究 [D].太原：山西大学，2021.

[31] 冒鑫娥，李永男，薛慧萍，等.国内外健康信息素养评价方法研究进展 [J].中国公共卫生，2018，34（9）：1306-1309.

[32] 牛宇峰.城区老年人健康信息素养提升研究 [D].保定：河北大学，2021.

[33] 彭骏，惠朝阳，万辉.老年人健康信息行为调查研究 [J].医学信息学杂志，2020，41（5）：49-52.

[34] 彭骏.老年人健康信息行为与信息服务研究 [M].上海：上海交通大学出版社，2021.

[35] 孙羽佳，许慧，王文凯，等.积极老龄化背景下城市老年人健康信息素养现状及提升策略 [J].医学信息学杂志，2023，44（8）：49-53.

[36] 邵海燕.健康信息获取渠道对老年人健康素的影响 [J].中国农村卫生事业管理，2024，44（1）：67-71.

[37] 宋允雪，张荟荟，陈萍.上海市普陀区 60～69 岁居民健康信息素养水平及影响因素分析 [J].健康教育与健康促进，2022，17（3）：

296-298，301.

[38] 申子阳 . 中老年人健康信息甄别能力研究 [D]. 太原：山西财经大学，
2021.

[39] 沈军 . 老年人健康管理实务 [M]. 北京：科学出版社，2023.

[40] 覃世龙，徐静东，李玲 . 湖北省居民健康信息素养现状及影响因素 [J].
公共卫生与预防医学，2015，26（4）：121-123.

[41] 王若雨，林艳，张金华，等 . 老年脑卒中患者健康信息素养现状及其
影响因素分析 [J]. 医学信息学杂志，2023，44（9）：62-67.

[42] 王依诺 . 社区老年人电子健康素养现状及其对健康促进行为的影响研
究 [D]. 青岛：青岛大学，2023.

[43] 韦光柳 . 广西南丹县农村壮、瑶族老年人健康素养现状及影响因素分
析 [D]. 百色：右江民族医学院，2023.

[44] 汪鼎 . 居家养老与机构养老模式下老年人信息素养现状及对比研究
[D]. 合肥：安徽大学，2022.

[45] 王路 . 老年人健康信息素养影响因素研究 [D]. 郑州：郑州大学，
2021.

[46] 王红云，高维杰，胡燕 . 智慧养老护理背景下我国老年人新媒介素养
现状及启示 [J]. 护理学杂志，2018，33（8）：97-100.

[47] 王俊 . 老年人健康的跨学科研究：从自然科学到社会科学 [M]. 北京：
北京大学出版社，2011.

[48] 吴丹 . 老年人网络健康信息查询行为研究 [M]. 武汉：武汉大学出版社，
2017.

[49] 熊欢，罗爱静，谢文照，等 . 农村老年人健康信息素养现状及影响因
素 [J]. 农业图书情报学报，2022，34（10）：44-56.

[50] 徐庆振，冯路，李彬 . 农村老年人健康信息传播现状与对策分析 [J].
现代农业研究，2023，29（5）：146-150.

[51] 徐安琪，刘汶蓉，张亮，等 . 转型期的中国家庭价值观研究 [M]. 上海：

上海社会科学院出版社，2013.

[52] 袁穗灼.数字反哺视角下中老年人网络健康信息获取行为研究 [D]. 哈尔滨：黑龙江大学，2023.

[53] 袁程，魏晓敏，武晓宇，等.中老年居民网络健康信息使用习惯与其电子健康素养的关系研究 [J]. 中国全科医学，2023，26（16）：1989-1994.

[54] 袁婧怡，李眩眩，吴方园，等.吉林省城乡居民健康信息素养现状及其影响因素 [J]. 中国健康教育，2017，33（2）：103-106.

[55] 杨国莉，严谨.老年人健康素养现状、影响因素及健康教育策略 [J]. 中国老年学杂志，2016，36（1）：250-252.

[56] 喻国明.健康传播：中国人的接触、认知与认同：基于 HINTS 模型的实证研究与分析 [M].北京：人民日报出版社，2018.

[57] 张华美.城市老年人健康信息素养现状与提升策略研究：基于济南市老年人的调查 [D].济南：山东师范大学，2020.

[58] 郑芝燕.农村老年人健康信息素养现状与影响因素研究：以安徽省黟县为例 [D].武汉：华中科技大学，2021.

[59] 赵鑫.居民数字健康素养测度及改善策略研究 [D].杭州：杭州师范大学，2022.

[60] 张微，赵雅宁，刘瑶.老年人电子健康素养现状及其影响因素研究 [J].现代预防医学，2022，49（9）：1642-1646，1652.

[61] 张萧红，徐凌忠，秦文哲，等.泰安市 45 ～ 69 岁中老年人健康素养现状及影响因素分析 [J].中国卫生事业管理，2021，38（12）：950-956.

[62] 张秀，李欣，宋建玮.健康信息素养研究进展与趋势：基于中英文文献的比较分析 [J].图书馆工作与研究，2022（8）：70-81.

[63] 张沁兰，张容.医学图书馆开展老年人健康信息素养培训的竞合策略 [J].中华医学图书情报杂志，2022，31（6）：52-59.

[64] 张欢 . 农村空巢老人健康信息素养影响因素研究 [D]. 武汉：华中师范大学，2022.

[65] 张秀，李月琳 . 年龄梯度视角下网络用户健康信息甄别能力研究 [J]. 情报学报，2019，38（8）：838-848.

[66] 周尚君，谢林杉 . 论数字不平等：理论框架与治理路径 [J]. 社会科学，2024（1）：181-192.

[67] 张士靖，杜建 . 健康信息素养应成为中国公众健康素养促进的关键点 [J]. 医学信息学杂志，2010，31（2）：45-49.

[68] 张自力 . 健康传播学：身与心的交融 [M]. 北京：北京大学出版社，2009.

[69] 张彦，刘长喜，吴淑凤 . 社会研究方法 [M]. 上海: 上海财经大学出版社，2016.

[70] 周理云，廖承红 . 老年护理学 [M]. 北京：科学出版社，2013.

[71] 张红梅，郭员志，邓莹 . 护理信息学 [M]. 郑州：郑州大学出版社，2022.

二、英文文献

[1] APONTE J，NOKES K M.Validating an electronic health literacy scale in an older hispanic population[J].Journal of Clinical Nursing，2017，26（17/18）：2703-2711.

[2] BAIDER L，SURBONE A.Universality of aging： family caregivers for elderly cancer patients[J].Frontiers in Psychology，2014，5：744.

[3] BAO Y，SUN Y，MENG S，et al.2019-nCoV epidemic：address mental health care to empower society[J].The Lancet，2020，395（10224）：e37-e38.

[4] CAMPBELL R J，NOLFI D A.Teaching elderly adults to use the internet to access health care information：before-after study[J].Journal of Medical

Internet Research，2005，7（2）：e128.

[5] CHEN A T，GE S，CHO S，et al.Reactions to COVID−19，information and technology use，and social connectedness among older adults with pre−frailty and frailty[J].Geriatric Nursing，2021，42（1）：188−195.

[6] CHEN J，ZHOU X，LU N.Providing instrumental support to older parents of multi−child families in China：Are there different within−family patterns?[J].Ageing & Society，2021，41（8）：1770−1787.

[7] CHEN W，YAO M，DONG L，et al.The application framework of big data technology during the COVID−19 pandemic in China[J].Epidemiology and Infection，2022，150：e71.

[8] CHEN X，LI M，KREPS G L.Double burden of COVID−19 knowledge deficit：Low health literacy and high information avoidance[J].BMC Research Notes，2022，15（1）：27.

[9] CHEN Y R，SCHULZ P J.The effect of information communication technology interventions on reducing social isolation in the elderly：a systematic review[J].Journal of Medical Internet Research，2016，18（1）：e4596.

[10] CHUNG J，GASSERT C A，KIM H S.Online health information use by participants in selected senior centres in Korea：current status of internet access and health information use by Korean older adults[J].International Journal of Older People Nursing，2011，6（4）：261−271.

[11] CLINE R J W，HAYNES K M.Consumer health information seeking on the internet：The state of the art[J].Health Education Research，2011，16（6）：671−692.

[12] COLEMAN C A，HUDSON S，MAINE L L.Health literacy practices and educational competencies for health professionals：a consensus study[J].Journal of Health Communication，2013，18（sup1）：82−

102.

[13] LV Z, CHEN D L, FENG H, et al.Digital twins in unmanned aerial vehicles for rapid medical resource delivery in epidemics[J].IEEE Transactions on intelligent transportation systems 2021, 23（12）: 25106-25114.

[14] DOROSZKIEWICZ H, SIERAKOWSKA M.Usability of the COPE Index in the assessment of subjective caregiving burden of family caregivers of older people: a cross-sectional study[J].Journal of Clinical Nursing, 2021, 31（21/22）: 3110–3119.

[15] EK S, HEINSTRÖM J.Monitoring or avoiding health information – the relation to inner inclination and health status[J].Health Information and Libraries Journal, 2011, 28（3）: 200–209.

[16] ENG T R, MAXFIELD A, PATRICK K, et al.Access to health information and support: a public highway or a private road?[J].Jama, 1998, 280（15）: 1371–1375.

[17] EYSENBACH G, POWELL J, KUSS O, et al.Empirical studies assessing the quality of health information for consumers on the world wide web: a systematic review[J].Jama, 2022, 287（20）: 2691–2700.

[18] FAN J, SMITH A P.Information overload, wellbeing and COVID-19: a Survey in China[J].Behavioral Sciences, 2021, 11（5）: 62.

[19] FAROOQ A, LAATO S, ISLAM A K M N.Impact of online information on self-isolation intention during the COVID-19 pandemic: cross-sectional study[J].Journal of Medical Internet Research, 2020, 22（5）: e19128.

[20] FEUFEL M A, STAHL S F.What do web-use skill differences imply for online health information searches?[J].Journal of Medical Internet

Research，2012，14（3）：e87.

[21] FROST J，MASSAGLI M.Social uses of personal health information within patients like me，an online patient community： what can happen when patients have access to one another's data[J].Journal of Medical Internet Research，2008，10（3）：e1053.

[22] GIANSANTI D，VELTRO G.The digital divide in the era of COVID-19： an investigation into an important obstacle to the access to the mHealth by the citizen[J].Healthcare，2021，9（4）：371.

[23] GÖRANSSON C，WENGSTRÖM Y，HÄLLEBERG-NYMAN M， et al.An app for supporting older people receiving home care – usage， aspects of health and health literacy：A quasi-experimental study[J]. BMC Medical Informatics and Decision Making，2020，20：1-10.

[24] HENDRICK P A，AHMED O H，BANKIER S S，et al.Acute low back pain information online：An evaluation of quality，content accuracy and readability of related websites[J].Manual Therapy，2012，17（4）： 318-324.

[25] HESSE B W，NELSON D E，KREPS G L，et al.Trust and sources of health information： the impact of the internet and its implications for health care providers： findings from the first health information national trends survey[J].Archives of Internal Medicine，2005，165（22）： 2618-2624.

[26] HOLMES E A，O'CONNOR R C，PERRY V H，et al. Multidisciplinary research priorities for the COVID-19 pandemic：A call for action for mental health science[J].The Lancet Psychiatry，2020，7（6）：547-560.

[27] HUA J，SHAW R.Corona virus（COVID-19）"infodemic" and emerging issues through a data lens： the case of China[J].International Journal of Environmental Research and Public Health，2020，17（7）：

2309.

[28] HUANG Y, QI F, WANG R, et al.The effect of health literacy on health status among residents in Qingdao, China: A path analysis[J]. Environmental Health and Preventive Medicine, 2021, 26: 1-10.

[29] HUVILA I, HIRVONEN N, ENWALD H, et al.Differences in Health Information Literacy Competencies Among Older Adults, Elderly and Younger Citizens[M].Springer International Publishing, 2019.

[30] JAJU S.Role of ethics in information technology during COVID-19 pandemic: a review[J].Bioscience Biotechnology Research Communications, 2020, 13（14）: 217-220.

[31] KIM S H, UTZ S.Association of health literacy with health information-seeking preference in older people: A correlational, descriptive study[J]. Nursing & Health Sciences, 2018, 20（3）: 355-360.

[32] KOBAYASHI L C, WARDLE J, WOLF M S, et al.Aging and functional health literacy: a systematic review and meta-analysis[J].The Journals of Gerontology: Series B, 2016, 71（3）: 445-457.

[33] KREUTER M W, BULL F C, CLARK E M, et al.Understanding how people process health information: A comparison of tailored and nontailored weight-loss materials[J].Health Psychology, 1999, 18（5）: 487-494.

[34] LI P, ZHONG J, CHEN H, et al.Current status and associated factors of health information literacy among the community elderly in central China in the COVID-19 Pandemic: a cross-sectional study[J].Risk Management and Healthcare Policy, 2022, 15: 2187-2195.

[35] LI S, CUI G, YIN Y, et al.Health-promoting behaviors mediate the relationship between eHealth literacy and health-related quality of life among Chinese older adults: A cross-sectional study[J].Quality of Life

Research，2021，30：2235–2243.

[36] LITCHFIELD I，SHUKLA D，GREENFIELD S.Impact of COVID–19 on the digital divide：A rapid review[J].BMJ Open，2021，11（10）：440.

[37] LIU Y B，WANG Y R，LIANG F，et al.The Health Literacy Status and Influencing Factors of Older Population in Xinjiang[J].Iranian Journal of Public Health，2015，44（7）：913.

[38] LLOYD A，HICKS A.Saturation，acceleration and information pathologies：the conditions that influence the emergence of information literacy safeguarding practice in COVID–19–environments[J].Journal of Documentation，2022，78（5）：1008–1026.

[39] MAGSAMEN–CONRAD K，DILLON J M，BILLOTTE VERHOFF C，et al.Online health–information seeking among older populations：family influences and the role of the medical professional[J].Health Communication，2019，34（8）：859–871.

[40] MAN W，WANG S，YANG H.Exploring the spatial–temporal distribution and evolution of population aging and social–economic indicators in China[J].BMC Public Health，2021，21：1–13.

[41] JAARSVELD G M V.The effects of covid–19 among the elderly population：a case for closing the digital divide[J].Frontiers in Psychiatry，2020，11：427.

[42] MCGOWAN B S，WASKO M，VARTABEDIAN B S，et al. Understanding the factors that influence the adoption and meaningful use of social media by physicians to share medical information[J].Journal of Medical Internet Research，2012，14（5）：e2138.

[43] MCNUTT R A.Shared medical decision making：problems，process，progress[J].Jama，2004，292（20）：2516–2518.

[44] MURRAY M, TU W, WU J, et al.Factors associated with exacerbation of heart failure include treatment adherence and health literacy skills[J]. Clinical Pharmacology and Therapeutics, 2009, 85（6）: 651-658.

[45] NETER E, BRAININ E.eHealth literacy: extending the digital divide to the realm of health information[J].Journal of Medical Internet Research, 2012, 14（1）: e19.

[46] OKAN O, BOLLWEG T M, BERENS E M, et al.Coronavirus-related health literacy: a cross-sectional study in adults during the COVID-19 infodemic in germany[J].International Journal of Environmental Research and Public Health, 2020, 17（15）: 5503.

[47] OROM H, SCHOFIELD E, KIVINIEMI M T, et al.Low health literacy and health information avoidance but not satisficing help explain "don't know" responses to questions assessing perceived risk[J].Medical Decision Making, 2018, 38（8）: 1006-1017.

[48] PATEL J A, NIELSEN F B H, BADIANI A A, et al.Poverty, inequality and COVID-19: The forgotten vulnerable[J].Public Health, 2020, 183: 110-111.

[49] PURCELL G P, WILSON P, DELAMOTHE T.The quality of health information on the internet: As for any other medium it varies widely; regulation is not the answer[J].Bmj, 2002, 324（7337）: 557-558.

[50] RUBINELLI S, ORT A, ZANINI C, et al.Strengthening critical health literacy for health information appraisal: an approach from argumentation theory[J].International Journal of Environmental Research and Public Health, 2021, 18（13）: 6764.

[51] RUEDIN D, PROBST J, WANNER P, et al.COVID-19-related health literacy of socioeconomically vulnerable migrant groups.International Journal of Public Health, 2022, 67: 160.

[52] SHIPMAN J P, KURTZ-ROSSI S, FUNK C J.The health information literacy research project[J].Journal of the Medical Library Association : JMLA, 2009, 97（4）: 293.

[53] SIEBENHAAR K.U, KÖTHER A K, ALPERS G W.Dealing with the COVID-19 infodemic: distress by information, information avoidance, and compliance with preventive measures[J].Frontiers in Psychology, 2020, 11: 389.

[54] SILBERG W M, LUNDBERG G D, MUSACCHIO R A.Assessing, controlling, and assuring the quality of medical information on the Internet: caveant lector et viewor—let the reader and viewer beware[J]. jama, 1997, 277（15）: 1244-1245.

[55] SSTELLEFSON M L, SHUSTER J J, CHANEY B H, et al.Web-based health information seeking and ehealth literacy among patients living with chronic obstructive pulmonary Disease （COPD）[J].Health Communication, 2018, 33（12）: 1410-1424.

[56] SUN L, PANG P C I, SI Y W.Roles of information propagation of Chinese microblogging users in epidemics: a crisis management perspective[J].Internet Research, 2020, 31（2）: 540-561.

[57] TENNANT B, STELLEFSON M, DODD V, et al.eHealth literacy and Web 2.0 health information seeking behaviors among baby boomers and older adults[J].Journal of Medical Internet Research, 2015, 17（3）: e70.

[58] TORALES J, O'HIGGINS M, CASTALDELLI-MAIA J M, et al.The outbreak of COVID-19 coronavirus and its impact on global mental health[J].International Journal of Social Psychiatry, 2020, 66（4）: 317-320.

[59] STEE S K V, YANG Q.Online cancer information seeking: applying

and extending the comprehensive model of information seeking[J].Health Communication, 2018, 33（12）: 1583–1592.

[60] WANG W Z, JIANG B, SUN H X, et al.Prevalence, incidence, and mortality of Stroke in China Prevalence, incidence, and mortality of Stroke in China: Results from a Nationwide Population－Based Survey of 480 687 Adults[J].Circulation, 2017, 135（8）: 759–771.

[61] XIE B, HE D, MERCER T, et al.Global health crises are also information crises: a call to action[J].Journal of the Association for Information Science and Technology, 2020, 71（12）: 1419–1423.

[62] GU X S, ZHANG Z X. Analysis on intelligent management of human resources in urban community under normalized epidemic prevention and control[J].Procedia Computer Science, 2022, 199: 924–928.

[63] YATES C.Exploring variation in the ways of experiencing health information literacy: A phenomenographic study[J].Library & Information Science Research, 2015, 37（3）: 220–227.

[64] ZENG F, DENG, G, CUI Y, et al.A predictive model for the severity of COVID－19 in elderly patients[J].Aging （Albany NY）, 2020, 12（21）: 20982–20996.

[65] ZHANG Y, SUN Y, XIE B.Quality of health information for consumers on the web: A systematic review of indicators, criteria, tools, and evaluation results[J].Journal of the Association for Information Science and Technology, 2015, 66（10）: 2071–2084.